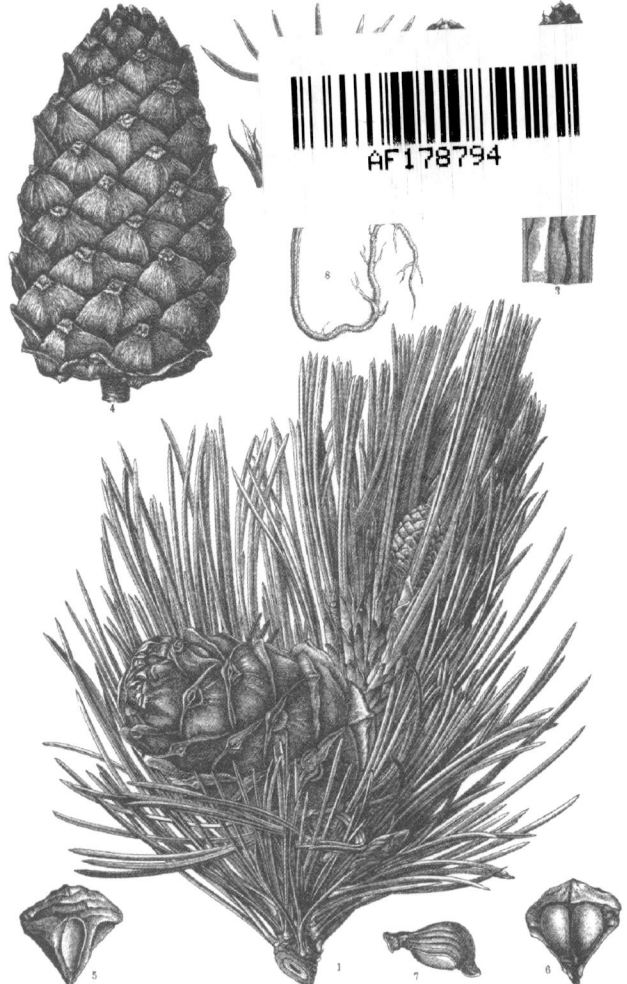

Fig. 1. Zweijähriger Trieb der Arve (Pinus Cembra *L.*) mit Zapfen und einem weiblichen Blütenzäpfchen. —
2. Männlicher, 3. weiblicher Blütenstand. — 4. Reifer Zapfen. — 5. Zapfenschuppe, Außenseite. — 6. Innenseite
mit den 2 Samen. — 7. Seitenansicht. — 8. Keimpflanze. — 9. Stammknospe derselben.

AF178794

DAS GEHEIMNIS
DER ZIRBE

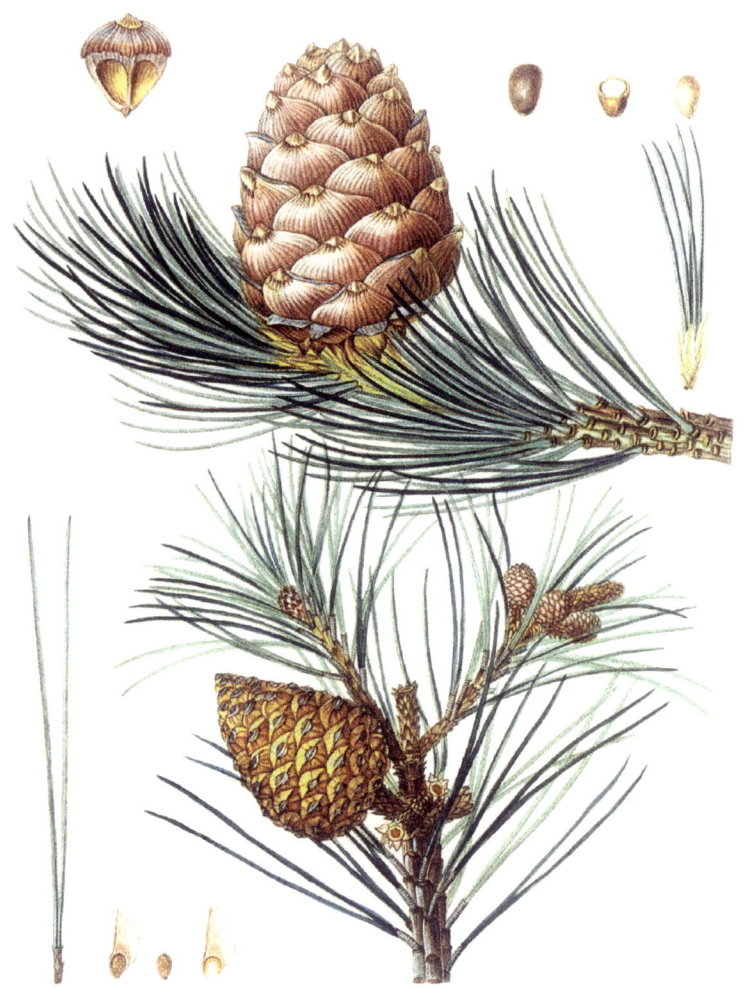

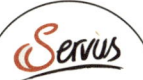

Das kleine Buch

Maximilian Moser

DAS GEHEIMNIS DER ZIRBE

Gesund im Schlaf

Inhalt

—— ❖ ——

Wie die Zirbe in die Alpen kam

Gesund im Schlaf: die Zirbenstudien

Praktische Tipps rund um die Zirbe

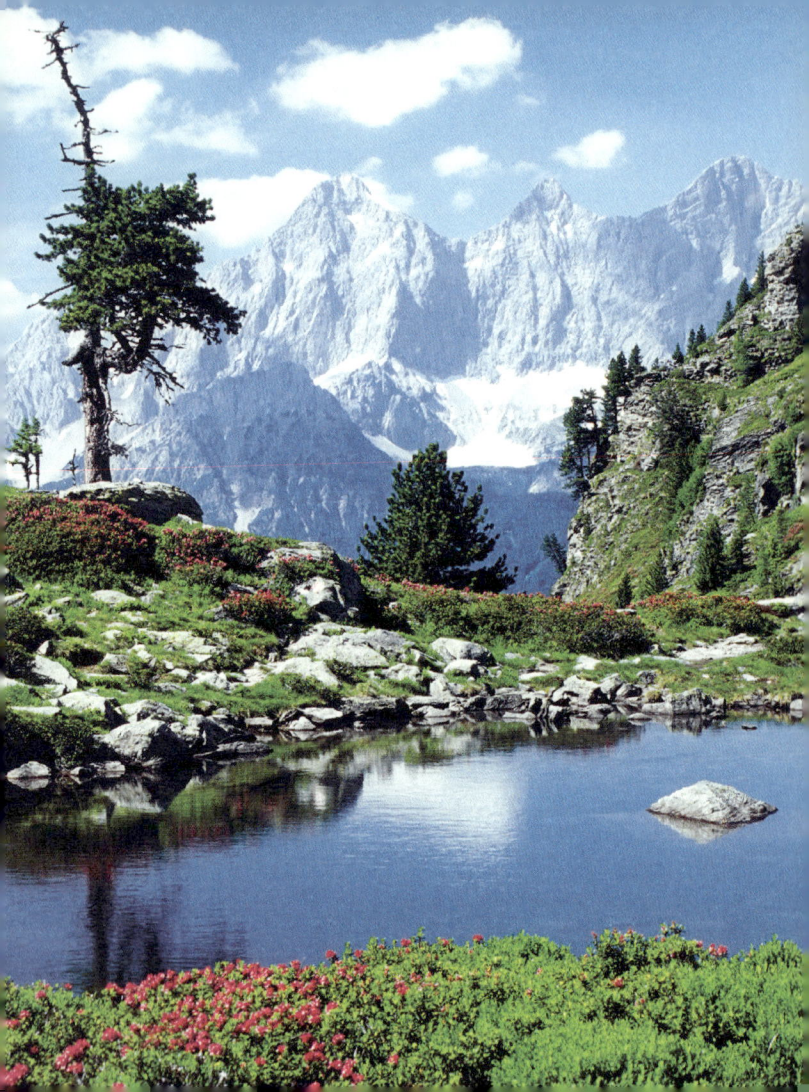

Wie die Zirbe
in die Alpen kam

———————— ● ————————

100.000 Jahre dauerte die große letzte Eiszeit, ehe die Sonnenstrahlen vor etwa 12.000 Jahren kräftiger wurden und das Eis langsam zurückging. Aus den Karpaten drangen in die ausapernden Schotterhalden genügsame Bäume vor, die sich Jahr für Jahr immer mehr nach Westen ausbreiteten: die Zirben. Im Gegensatz zu den anderen Kiefernarten hatten sie nicht zwei Nadeln, sondern fünf pro Nadelscheide. Die langen, dreieckigen, blaugrünen Nadeln waren mit Chlorophyll gefüllt und konnten auch im Schatten anderer Bäume noch genügend Licht für die Photosynthese finden. Die Zirbe war nach 100.000 Jahren der Kälte wieder da!

Ihre Vorfahren standen in der sibirischen Taiga, wo heute noch die nächsten Verwandten der Zirbe wachsen. Im Altaigebirge im Süden Sibiriens hatten sie den Kampf gegen die Kälte und gegen die trockenen Winde erlernt. Sie hatten Genügsamkeit trainiert und

Die obersten Regionen
des Waldes sind heute
die Heimat der Zirbe.

gelernt, auf kargem Steinboden und mit wenigen Nährstoffen zu überleben. Bei Bedarf konnten sie auch langsam wachsen und kräftige Wurzeln ausbilden. Die Nadeln selbst sind durch eine Wachsschicht raffiniert vor Austrocknung geschützt. Die Harzkanäle am Rand der Nadeln enthalten Pinosylvin, ein duftendes ätherisches Öl, das auch antibakteriell wirkt.

Zirben werden bis zu 1.000 Jahre alt

In die Alpen kamen nicht die riesigen, schnellwüchsigen Exemplare von 30–40 Metern Höhe, die heute noch in Russland wachsen, sondern eher die zähen, kleinen, die besonders widerstandsfähigen und genügsamen Bäume. 6.000 Jahre lang, von 9.000 bis 3.000 v. Chr., waren die Zirben neben Birken, Rotföhren und Lärchen die dominierende Baumart in den Alpenländern. Die ältesten Exemplare wurden sogar bis zu 1.000 Jahre alt. Sedimente am Grund unserer Seen enthalten heute noch Lagen von Blütenpollen, die vorwiegend der Zirbe zuzuordnen sind. Mit anderen Worten: Unsere ersten nacheiszeitlichen Wälder im Alpenraum bestanden zu

Aus den weiblichen Blütenständen der Zirbe entstehen die Zirbenzapfen.

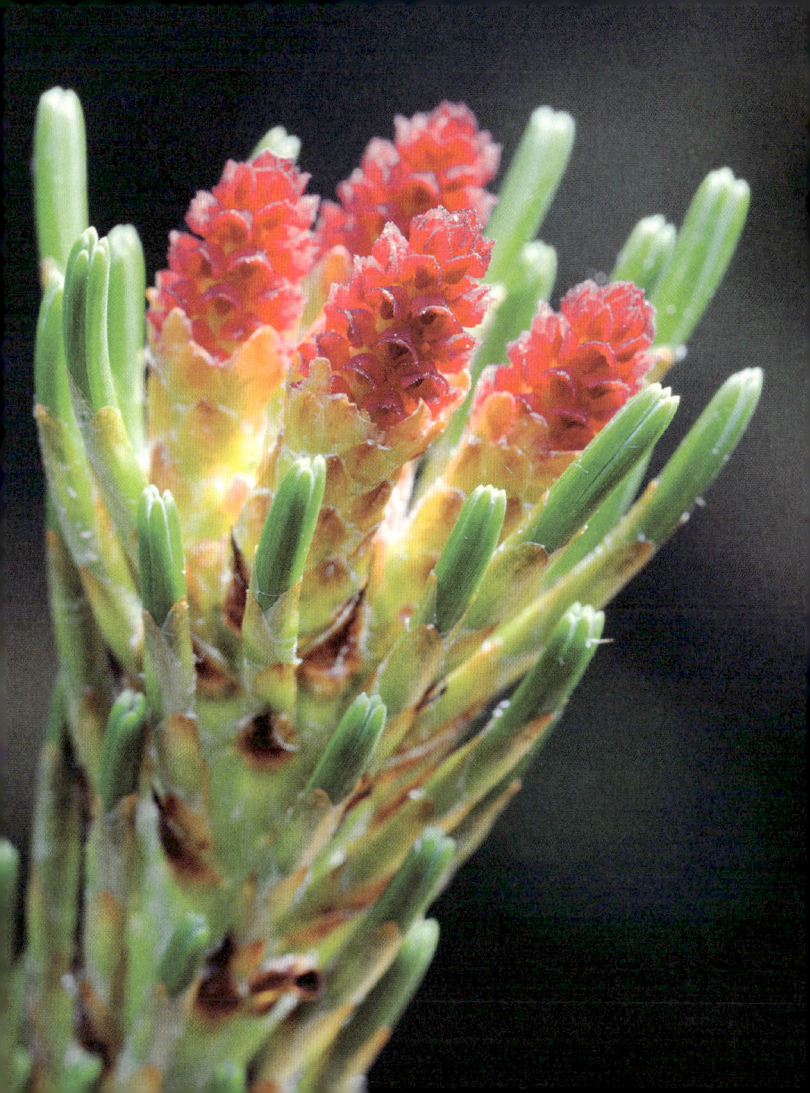

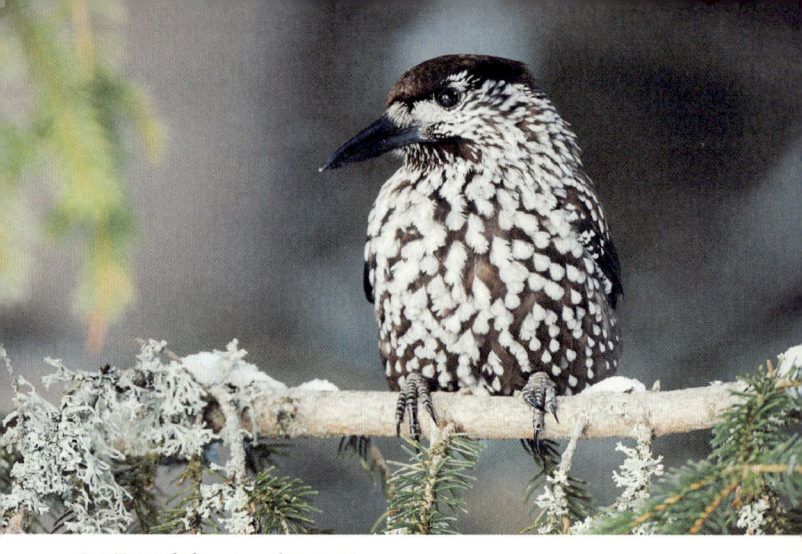

*Der Tannenhäher sammelt im Spätsommer
und Herbst die Zirbennüsse.*

einem großen Teil aus Zirben. Erst später, als die Temperatur immer mehr anstieg und heutige Verhältnisse erreichte, zog sich die Zirbe in höhere Lagen zurück, wo sie heute die oberste Grenze des Waldes bildet.

Die echte Zirbe *(Pinus cembra)* ist heute in den Alpen beheimatet und kommt vom Zirbitzkogel in der Steiermark bis nach Südfrankreich vor. Die größten zusammenhängenden Zirbenwälder liegen in Tirol, zum Beispiel im Ötztal, an dessen italienischem Ausgang man den Tiroler Eismann „Ötzi" gefunden hat. In Tirol

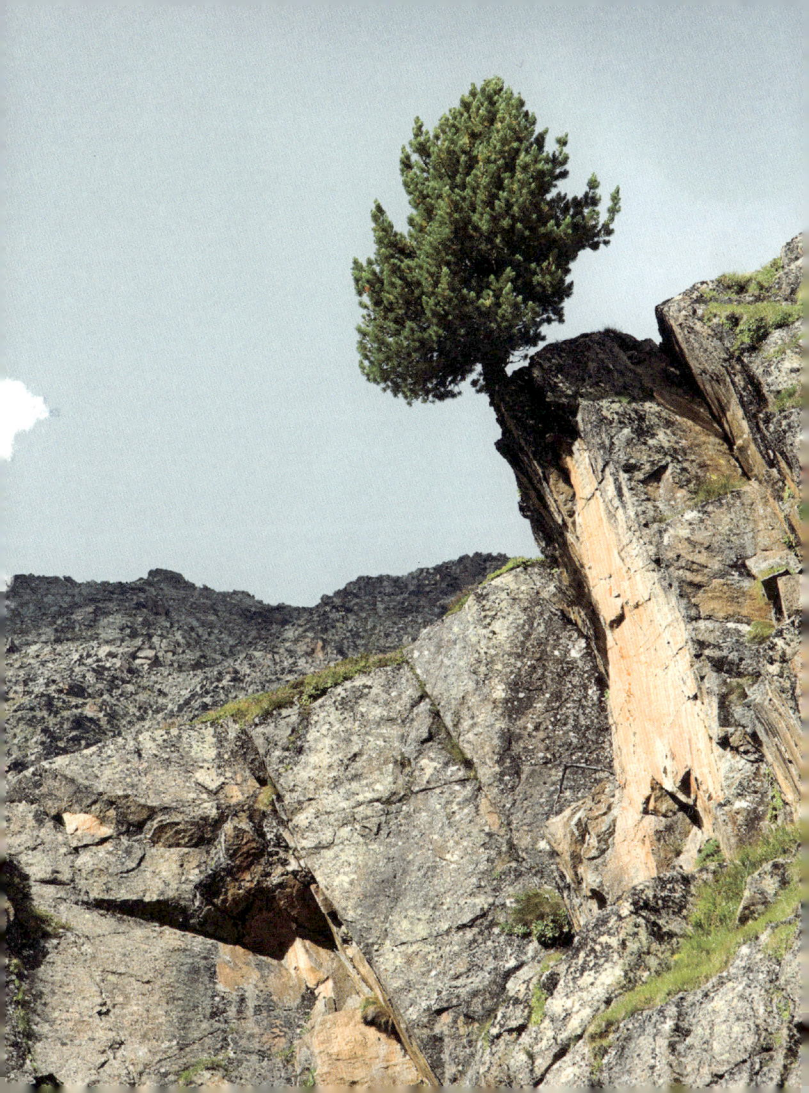

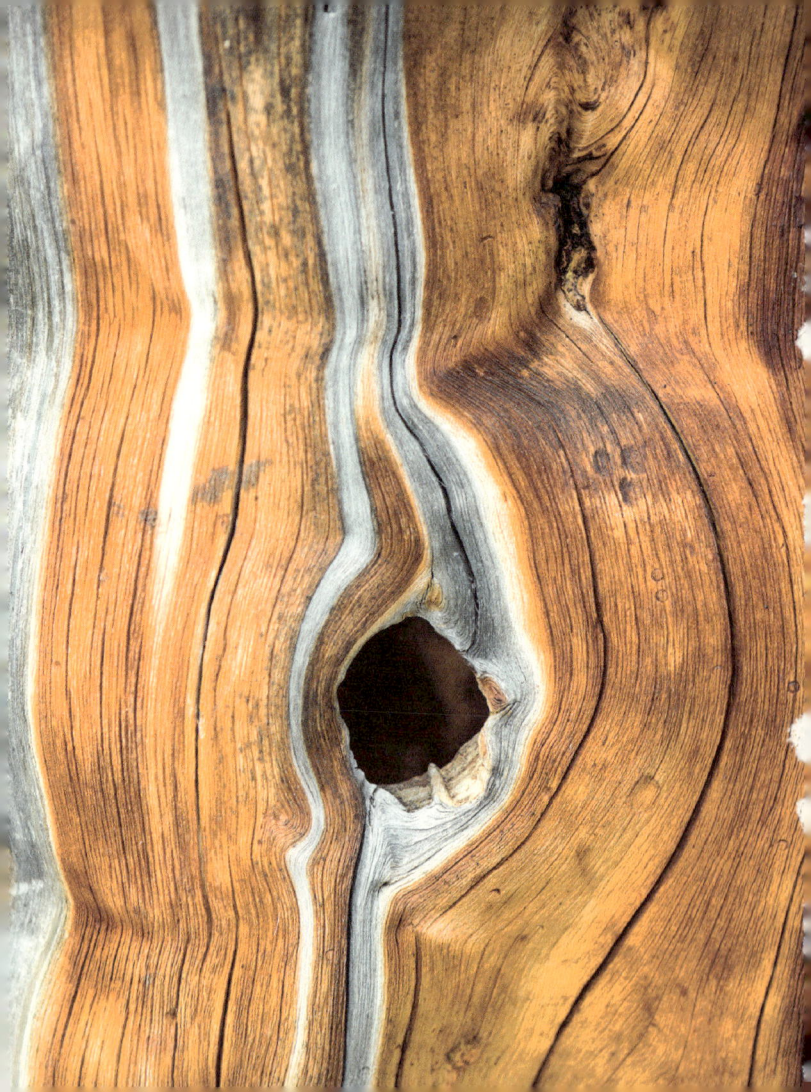

Gesund im Schlaf:
die Zirbenstudien

❖

Wie alles begann:
Holz- und Schlafforschung im Weltall

O ft werde ich gefragt, wie unser Human Research Institut, das zuvor im Bereich der Weltraumforschung tätig war, zu einem so speziellen Gebiet wie der Holzforschung kam. Tatsächlich standen unsere ersten Erfahrungen im Gebiet der Schlafmedizin in engem Zusammenhang mit der Raumfahrt. Als Chronobiologe, der sich mit der Erforschung biologischer Rhythmen beschäftigt, war ich 1989 eingeladen worden, für das österreichisch-russische Weltraumprogramm AUSTRO-MIR humanmedizinische Projekte vorzuschlagen. Auf der Suche nach geeigneten Materialien für die Sensorgehäuse hatten wir nach langer Suche Holz als ideales Gehäusematerial entdeckt. Weder Kunststoff- noch Metallgehäuse

*Auch verwittertes
Zirbenholz ist schön
anzusehen.*

waren so warm auf der Haut, so leicht und dabei fest zugleich wie Holz. Apfelholz wurde für Pulssensoren, Linde als Griffmaterial für das Handergometer verwendet. Russische Kosmonauten und unser österreichischer Kosmonaut Franz Viehböck waren mit dem Griffgefühl der Ausrüstung vollauf zufrieden.

In den drei von uns betreuten Projekten im All untersuchten wir den Schlaf der Kosmonauten und berechneten deren Gesundheitszustand. Dabei zeigte sich, dass der Wegfall der Schwerelosigkeit eine enorme Entlastung unserer Muskeln und unseres Skeletts darstellt. Das Herz schlug im Weltraum leichter und langsamer.

1999 gründete ich mit meinen besten Mitarbeitern im österreichischen Weiz, am nördlichen Rand der Oststeiermark, ein kleines, aber feines Institut, das sich der Anwendung der gewonnenen Forschungsergebnisse für den menschlichen Alltag widmete. Wir haben u.a. die ersten Methoden zur berührungslosen Schlafmessung durch Sensoren in der Matratze des Bettes entwickelt. Im Gegensatz zur herkömmlichen medizinischen Diagnostik interessierten uns dabei weniger die Krankheiten als die Gesundheit und das Gesundungspotenzial unserer Klienten oder Patienten.

Wie wir die Heilkraft der Zirbe erforschten

Nachdem einige Berichte im österreichischen und deutschen Fernsehen über unser Institut und unsere Messmethoden für Schlafqua-

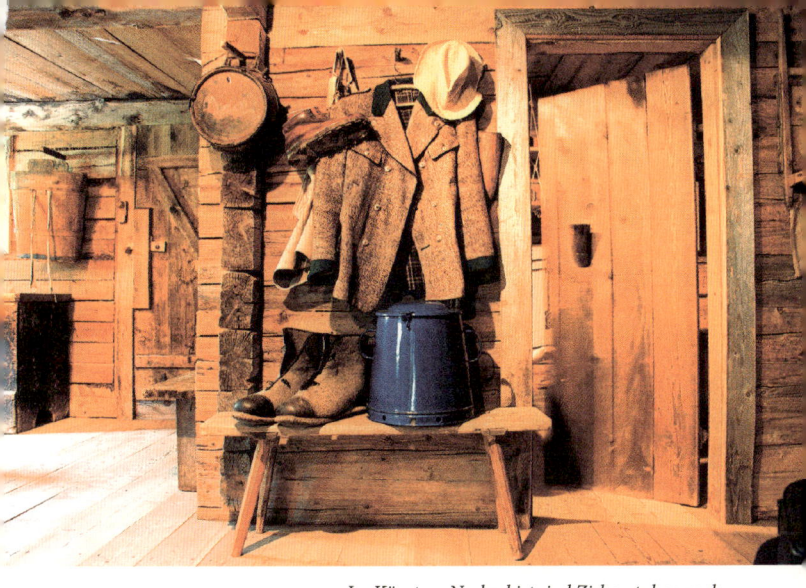

Im Kärntner Nockgebiet sind Zirbenstuben noch in der Form erhalten, wie sie früher üblich waren.

lität und Stressbelastung erschienen waren, wurde die Tiroler Forstwirtschaftskammer auf unsere Arbeit aufmerksam. Eines Tages bat uns ein junger Forstwirtschaftsingenieur aus Tirol um einen Gesprächstermin. In einer Zukunftskonferenz hatte die Einrichtung den Beschluss gefasst, wissenschaftliche Belege für die Volksmeinung zu suchen, dass man in einem Zirbenbett besser schlafe und eine Zirbenstube günstige Auswirkungen auf die darin wohnenden Menschen habe. Die Frage an uns Wissenschaftler war nun, ob wir so einen Nachweis erbringen könnten. Nun kann man bei einem wissenschaftlichen Experiment nie voraussagen, was das Ergebnis sein wird. Das teilte ich dem Tiroler mit, sagte aber auch, dass eine positive Wirkung, falls vorhanden, mit unseren Methoden auch nachweisbar sein müsste.

Unser Versuch

E rst etwa ein Jahr später, ich hatte schon fast das Gespräch vergessen, meldete sich unser Kontakt wieder und teilte uns mit, dass zwei Projekte durchgeführt werden könnten, da die Mittel mit Hilfe von EU-Förderungen nun vorhanden wären. Zunächst war ich fast schockiert – was wäre, wenn wir keine Wirkung finden würden? Schließlich beschlossen wir, ein solides Versuchsdesign zu erstellen, das statistische Irrtümer möglichst vermeiden sollte. So wurde eine Gruppe von Versuchspersonen zunächst im eigenen Bett für einige Nächte mit unserem hochgenauen Herzratenmessgerät ausgestattet. Danach brachten wir entweder ein massives Zirbenholzbett oder ein ähnlich aussehendes Spanplattenbett, überzogen mit einer Fotoimitation von Kiefernholz, ins Schlafzimmer der Versuchspersonen. Jeweils zwölf Nächte lang wurde der Herzschlag Schlag für Schlag mit höchster Genauigkeit gemessen. Damit unsere Fragestellung die Versuchspersonen nicht beeinflusste, teilten wir ihnen mit, dass wir den Schlaf im eigenen Bett mit dem Schlaf in einem fremden Bett vergleichen wollten. Der Zirbenholzboom

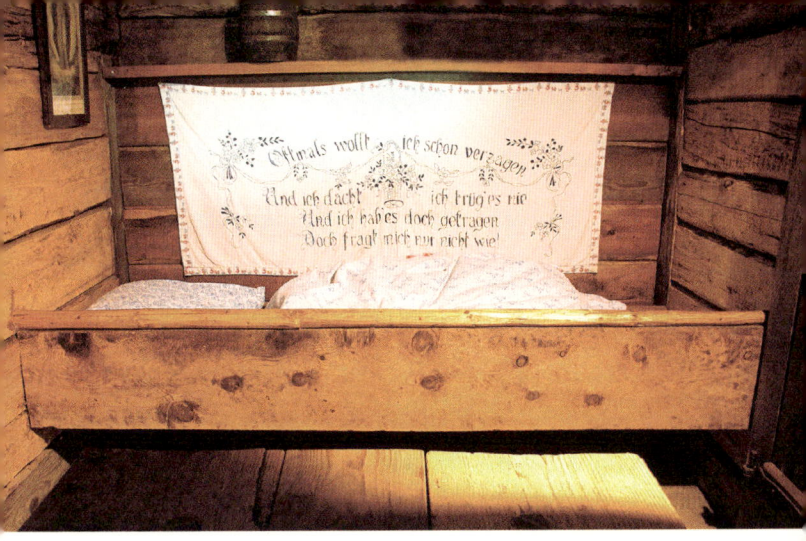

Diese Zirbenbetten waren in vielen Bauernhäusern der Alpen zu finden.

war damals noch nicht ausgebrochen, sodass wir nicht befürchten mussten, dass unsere Ergebnisse von den Erwartungen an die Wirkung des Zirbenholzes beeinflusst werden würden. Im steirischen Weiz, wo die Versuche durchgeführt wurden, waren zu diesem Zeitpunkt Zirbenholzbetten vollkommen ungebräuchlich. In Tirol wäre die Studie vielleicht vom volkskundlichen Vorwissen der Menschen beeinflusst worden. Die Studienleitung wurde von einem unserer Technikingenieure übernommen, der sehr skeptisch gegenüber der vermuteten Wirkung des Holzes war.

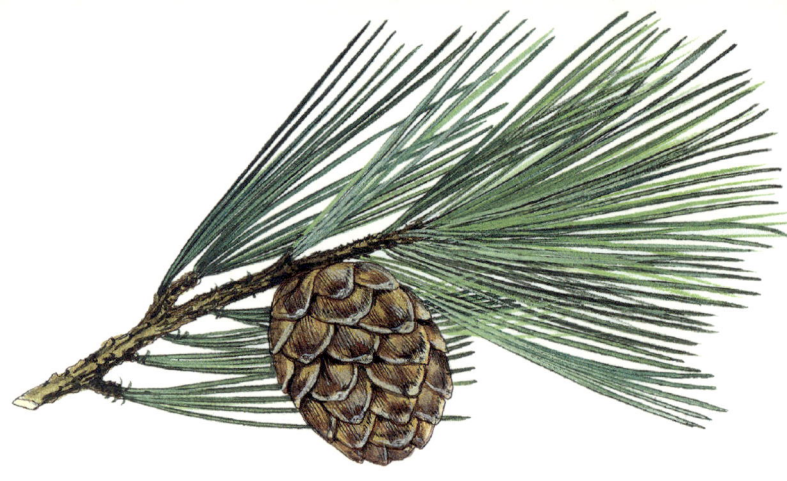

Die Zirbe erspart uns
3.500 Herzschläge pro Nacht.

Erholsamer Schlaf im Zirbenholzbett

Bereits die ersten Ergebnisse übertrafen unsere positivsten Erwartungen: Ein Großteil der Versuchspersonen zeigte im Zirbenholzbett stabil geringere Herzraten als im Spanplattenbett und sogar geringere als im eigenen Bett. Im Mittel ersparte sich jede Versuchsperson 3.500 Herzschläge pro Nacht. Nun weiß man aus anderen Studien, dass die Herzfrequenz ein wichtiger Indikator für die Lebenserwartung ist.

Wie Herzschlag und Lebenserwartung zusammenhängen

In einer Studie – erst 2010 publiziert – mit 6.500 Versuchspersonen wurde im Zeitraum von 1975 – 1995 herausgefunden, dass die Versuchspersonen mittleren Alters, die 1975 die geringste Herzfrequenz hatten, nur halb so viele Sterbefälle bis 1995 zeigten als Versuchspersonen mit hoher Herzfrequenz. In der Biologie hatte man zuvor beobachtet, dass Tiere umso länger leben, je geringer ihre Ruheherzfrequenz ist. Es stellte sich heraus, dass die normale Lebensdauer eines Tieres etwa 1 Milliarde Herzschläge beträgt.

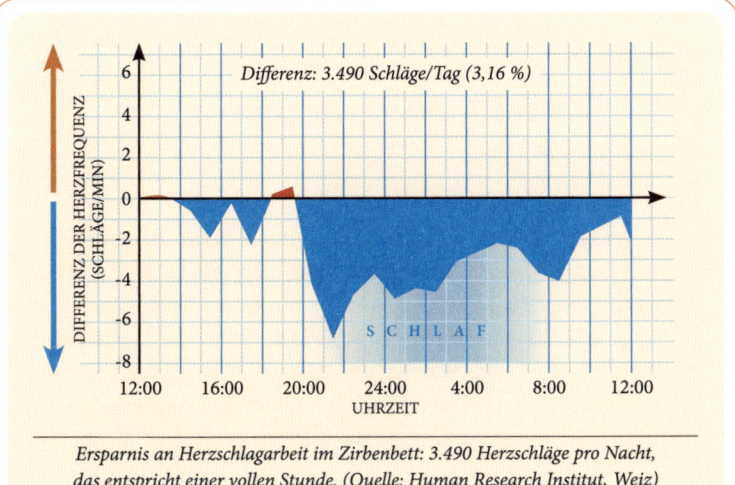

Ersparnis an Herzschlagarbeit im Zirbenbett: 3.490 Herzschläge pro Nacht, das entspricht einer vollen Stunde. (Quelle: Human Research Institut, Weiz)

Beim Menschen werden etwa 2 Milliarden Herzschläge, also das Doppelte als bei wildlebenden Tieren, in der durchschnittlichen Lebensdauer erreicht. Für den Einzelfall muss das natürlich nicht gelten, aber im statistischen Mittel kann man sagen, dass unser Herz eine gewisse Anzahl von Schlägen zur Verfügung hat. Je schneller diese verbraucht sind, desto größer ist die Wahrscheinlichkeit zu sterben. Dies hängt wahrscheinlich mit der doch vorhandenen Beanspruchung des Herzens bei jedem Herzschlag zusammen. Einschränkend muss man allerdings anmerken, dass durch bestimmte Herzerkrankungen auch eine zu geringe Herzfrequenz verursacht werden kann. Auch bei übertriebenem Sport kann sich das Herz vergrößern und sehr langsam werden. In diesen Fällen ist eine (zu) niedrige Herzfrequenz natürlich nicht lebensverlängernd.

Unser Stressnerv – der Sympathikus

Nun gingen wir auf die Suche, wodurch diese Verringerung der Herzfrequenz im Organismus durch Schlaf in einem Zirbenholzbett entstehen könnte. Mithilfe der im AUSTRO-MIR-Projekt entwickelten Messmethoden konnten wir feststellen, dass der Vagus-Tonus (unser Erholungsnerv) im Zirbenbett signifikant erhöht war. Dazu muss man wissen, dass unser Herz vom vegetativen Nervensystem gesteuert wird, jenem Teil des Nervensystems, das nicht von unserem Bewusstsein gelenkt wird: Der Sympathi-

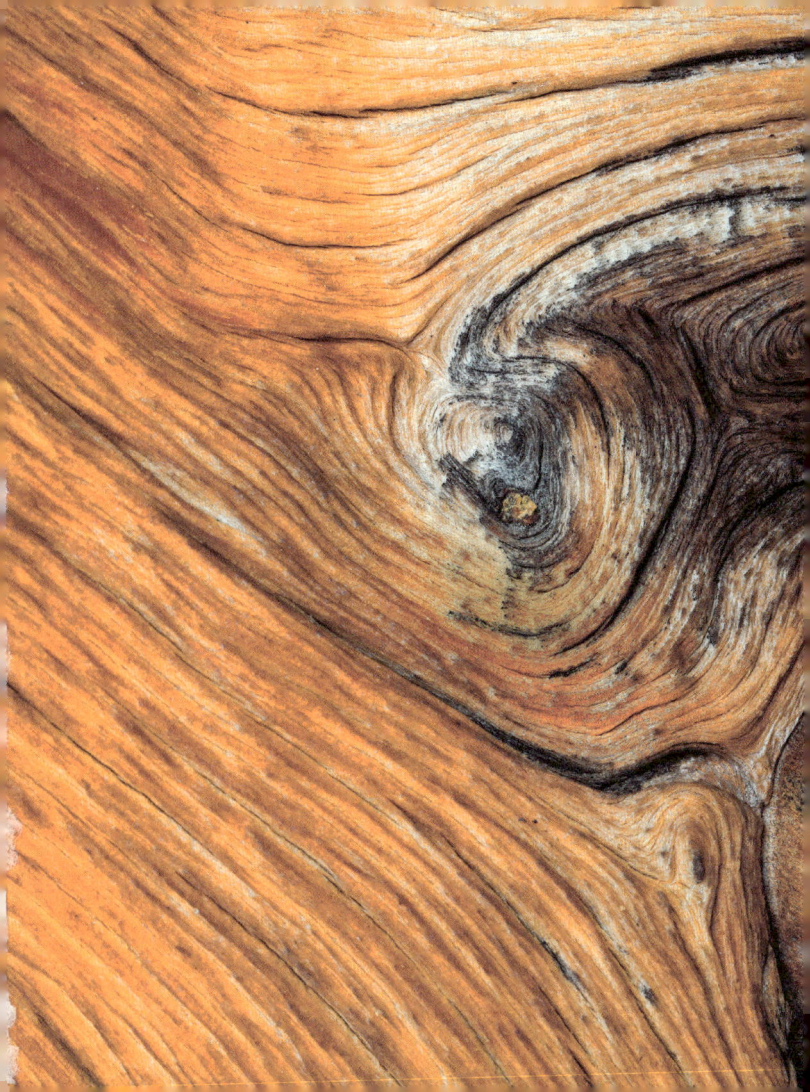

Dies dürfte der Grund für die verringerte Herzfrequenz im Zirbenholzbett sein, da der Vagus auch den Sinusknoten des Herzens verlangsamt.

Die beruhigende Wirkung
des ätherischen Zirbenöls

Honiggelb bis rötlich in der Farbe strömt das Zirbenholz einen unnachahmlichen Duft aus. Die Zirbe riecht süß und frisch zugleich. Das gehobelte, nicht lackierte Holz fühlt sich seidiger und weicher an als jedes andere Holz. Es ist auch nicht besonders hart, aber gutmütig, was Kratzer und Rillen betrifft – auch eine etwas beanspruchte Zirbenholzoberfläche sieht immer noch gut aus. Zirbenholz altert schön. Wenn Sie noch nie massives, fein gehobeltes Zirbenholz in den Händen gehabt haben, sollten Sie das unbedingt nachholen.

Der Duft der Zirbe ist legendär. Er erinnert an gemütliche Almstuben, denn Zirbenholz wurde seit jeher in vielen Gaststuben als Täfelung und Material für die Möbel eingesetzt. Auch viele Bauernkästen und Betten wurden früher aus Zirbenholz angefertigt.

2004 bekam ich eine Anfrage von einem renommierten französischen Parfümeur. Wie er erzählte, hat jedes Parfum eine Kopfnote, die sich ohne Unterstützung durch die anderen Noten relativ schnell verflüchtigt, eine Herznote, die etwas länger hält, und eine Basisnote, die für den dauerhaften Duft verantwortlich ist. Für die

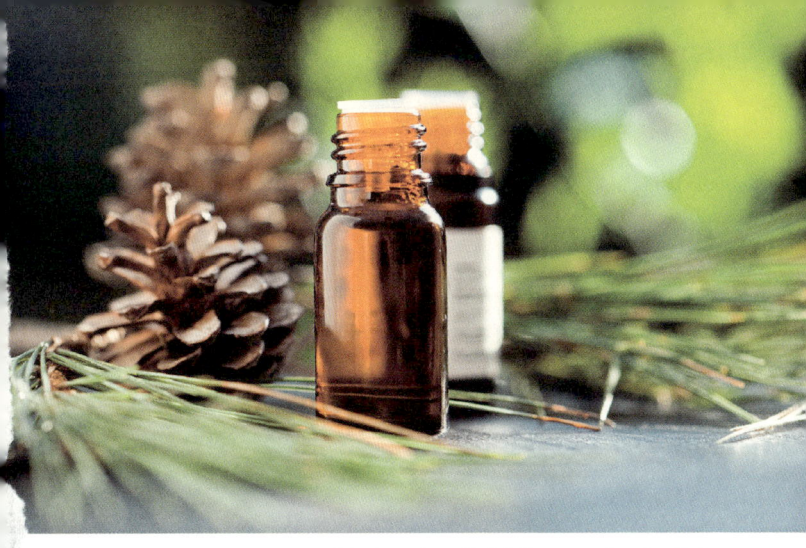

*Wie die meisten Nadelhölzer verströmt das Zirben-
holz einen frischen und belebenden Duft.*

Basisnote werden Duftstoffe verwendet, die möglichst lange halten
sollen und mit denen auch Kopf- und Herznote sich nicht schnell
verflüchtigen. Dabei hatte sich gezeigt, dass Zirbenholzöle besonders geeignet sind, andere Duftnoten lange zu fixieren. Auch in
modernen Parfums hilft der Duft der Zirbe als vorsichtig verwen-
dete Basisnote, Kopf- und Herznote über lange Zeit wirkungsvoll
zu verstärken.

Tatsächlich hatte ich selbst immer wieder beobachtet, dass Zirben-
holzkästen, auch wenn sie aus der Zeit unserer Urgroßeltern stam-

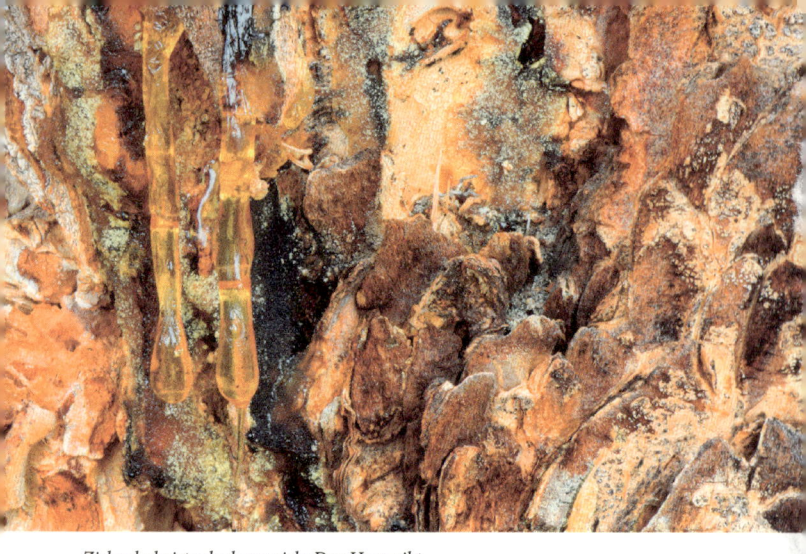

*Zirbenholz ist sehr harzreich: Das Harz gibt
dem Holz seinen wunderbaren Geruch.*

men, noch immer beim Öffnen ein feiner Duft entströmt. Öffnet man jedoch einen 100-jährigen Fichtenholzkasten, so dominiert der Staubgeruch.

Grundlage des Zirbenduftes ist das ätherische Öl, das wie bei vielen anderen Nadelbaumarten im Holz abgelagert wird. Als Windbestäuber ist die Blüte der Zirbe relativ unauffällig und klein und strömt keinen besonderen Duft aus, da keine bestäubenden Insekten angelockt werden müssen. Dieser Duft wird jedoch im Bauminneren in Form kräftiger ätherischer Öle gebildet. Destilliert man

1 kg Zirbenholz, ergibt das weniger als 1 g ätherisches Öl, das normalerweise im Harz des Baumes konzentriert ist. Harz hat die Aufgabe, Wunden zu schließen, das Holz des Baumes elastisch zu machen und Schädlinge abzuwehren.

Ätherisches Öl ist mehr als die Summe seiner Teile

Tatsächlich ist bekannt, dass bestimmte Komponenten des ätherischen Öls, das im Zirbenholz vorkommt, beruhigend wirken. Seitdem wir in unserer Studie den Nachweis erbringen konnten, wissen wir auch von der vagusaktivierenden Wirkung des Zirbenholzes, die wahrscheinlich vom ätherischen Öl verursacht wird. Nun sind Pflanzeninhaltsstoffe und speziell die ätherischen Öle wesentlich komplexer aufgebaut, als man dies lange Zeit realisiert hatte.

Schon mit wenigen Komponenten kann man Rosenduft, Nelkenduft oder auch den Geruch von Nadelhölzern einigermaßen imitieren, sodass viele ätherische Öle heute mit synthetischen oder billigeren Produkten gestreckt oder nachgeahmt werden. In der Aromatherapie, die sich als erstaunlich wirkungsvoll herausgestellt hat, hat man jedoch entdeckt, dass tatsächlich hunderte bis tausende Komponenten in jedem natürlichen pflanzlichen ätherischen Öl vorhanden sind. Studien haben nachgewiesen, dass die in den Pflanzen vorhandene Kombination meist wesentlich wirksamer ist, als ein Gemisch der wichtigsten Einzelkomponenten oder gar die (von der pharmazeutischen Industrie aus Standardisierungsgründen gerne) isolierten Einzelkomponenten. Es gibt hier offensichtlich synergistische Wirkungen, die möglicherweise in der Evolution der Pflanzen entstanden sind. Jedes natürliche ätherische Öl ist ein „Lied", das für eine möglichst optimale Wirkung von der Natur komponiert wurde.

Sind ätherische Öle die Antibiotika der Zukunft?

Pflanzen können sich ja nicht von dem Ort ihres Wachstums entfernen. Oft sind sie Schädlingen ausgesetzt, ohne eine Fluchtmöglichkeit zu haben. Gerade für diesen Zweck haben viele Pflanzen ätherische Öle entwickelt, die eine erstaunliche Wirksamkeit entfalten. So weiß man, dass die ätherischen Pflanzenöle überaktive Gene in Bakterien oder Viren beruhigen können. Schädliche Bakterien zeichnen sich im Vergleich zu nützlichen sehr häufig durch eine zu hohe Vermehrungsrate aus. Werden diese von den ätherischen Pflanzenölen in ihrer Aktivität gebremst, so ist ihre schädliche Wirkung weit geringer und sie können leichter von unserem Immunsystem beherrscht werden. Aus den Schädlingen werden harmlose Begleitbakterien.

Ätherische Pflanzenöle töten also schädliche Bakterien im Gegensatz zu herkömmlichen Antibiotika nicht ab, sondern vermindern

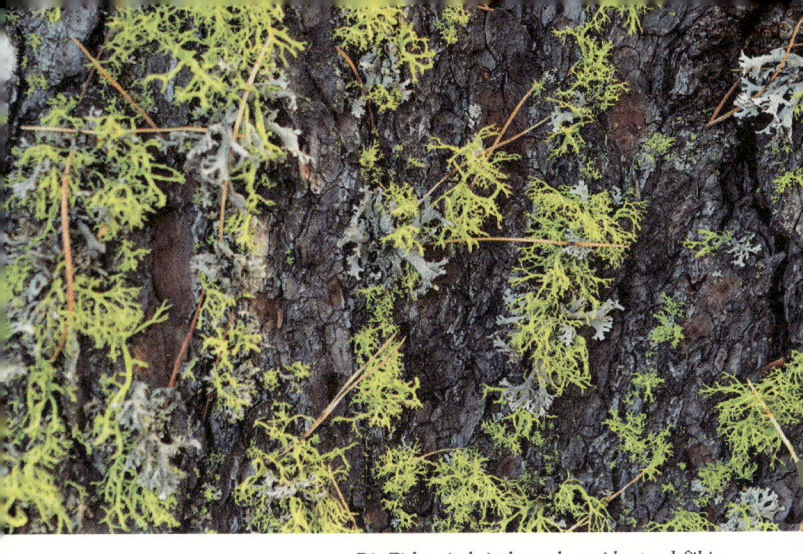

Die Zirbenrinde ist besonders widerstandsfähig.
Bei intakter Umwelt siedeln sich Flechten auf ihr an.

ihre Vermehrung. Man hat auch festgestellt, dass sie an wesentlich mehr Gen-Orten wirken als die bisherigen meist aus Schimmelpilzen hergestellten klassischen Antibiotika. Damit wird die gefürchtete Resistenzbildung effektiv verhindert. Bakterien können sehr schwer gleichzeitig mehrere Mutationen durchführen, um der Wirkung der ätherischen Öle zu entkommen. Es entsteht auch kein Selektionsdruck, da die schädlichen Bakterien nicht abgetötet, sondern nur gebremst werden. Man kann aus diesem Grund ätherische Öle als die „Antibiotika der Zukunft" bezeichnen.

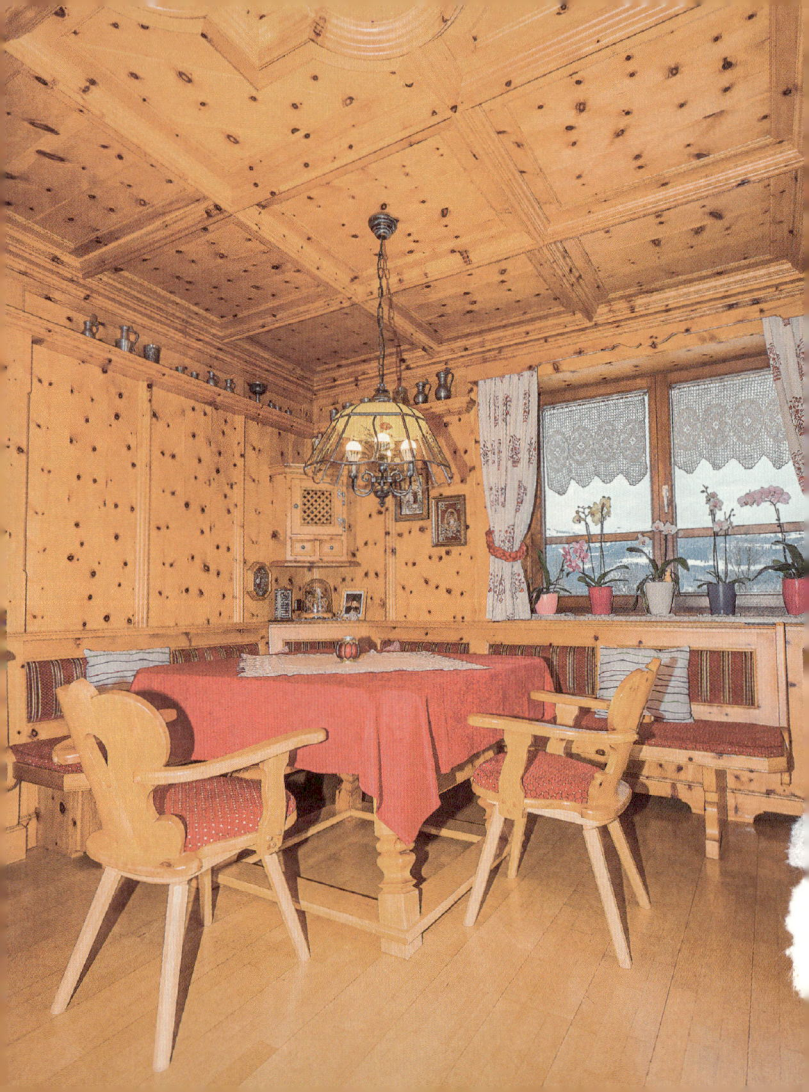

Wie die beruhigende Wirkung des Zirbenholzöls auf den menschlichen Organismus im Detail zustande kommt, wissen wir zwar noch nicht. Höchstwahrscheinlich handelt es sich hier jedoch ebenfalls um eine Beruhigung überaktiver Gene in unserem Organismus.

Nicht nur das ätherische Öl wirkt

Allerdings dürfte das ätherische Öl der Zirbe nur für einen Teil der Wirkung verantwortlich sein: Messungen bei ähnlichen Hölzern durch die Technische Universität München haben gezeigt, dass zum Beispiel Lärchenholz eine extrem gute Abschirmung von Mikrowellenstrahlung, wie sie zum Beispiel im Mobilfunk verwendet wird, ermöglicht – sogar besser als Stahlbeton! Als wir unsere Ergebnisse der Zirbenstudie erstmalig in Tirol der Öffentlichkeit vorstellten, wählten die Veranstalter für den Ort eine Zirbenholzstube in einem alten Innsbrucker Gasthof. Ich hatte zu diesem Zeitpunkt bereits von der abschirmenden Wirkung von Lärchenholz gehört und nutzte die Zeit vor der Pressekonferenz, um mit meinem Handy in den Raum und wieder hinaus zu gehen und dabei den Balken der Verbindungsanzeige zu beobachten. Tatsäch-

Traditionelle Zirben-
stuben gewinnen wieder
an Bedeutung.

lich verringerte sich der Balken von vier Teilstrichen auf nur mehr einen beim Betreten des Raumes. Nach Schließen der massiven Zirbenholztüre verschwand die Empfangsanzeige vollständig. In einem rundum geschlossenen Zirbenholzzimmer ist es also nicht empfehlenswert und wahrscheinlich gar nicht erst möglich, mit dem Handy zu telefonieren. Das macht das Zirbenholz interessant für Menschen, die das Schicksal haben, in unmittelbarer Nähe eines Handymasts zu leben. Ob für diese Wirkung eine Absorption des Zirbenharzes, das möglicherweise Mikrowellenstrahlung in harmlose Wärme umwandelt, oder die kleinen zellulären Strukturen des Zirbenholzes, die als Miniatur-Parabolspiegel die Mikrowellenstrahlung zurückwerfen, verantwortlich sind, ist meines Wissens weder untersucht noch bekannt.

Christian Bartenbach, der Gründer des Bartenbach-Lichtlabors in Tirol, hat mich auf eine weitere mögliche Wirkung des Zirbenholzes aufmerksam gemacht: Untersuchungen dieses Labors haben ergeben, dass es Lichtquellen gibt, die das Melatonin im Körper schonen, und solche, die die Erzeugung des Melatonins stoppen. Melatonin ist ein wichtiges Hormon in der Regulation des Wach-Schlaf-Zyklus. Unter natürlichen Lichtbedingungen steigt am Abend die Melatoninproduktion an und erreicht in der Mitte der Nacht, etwa um 2.00 bis 3.00 Uhr morgens, ein Maximum. Melatonin ist das stärkste Antioxidans im Körper, d.h., es fängt freie Radikale, meist Sauerstoffradikale ab, um die Zellen unseres Körpers vor frühzeitiger Alterung durch diesen Stoff zu schützen.

Von gutem und bösem Sauerstoff

Sauerstoff ist für unseren Organismus von größter Bedeutung für die Verbrennung von Nährstoffen und damit für die Energiegewinnung. Auch im Immunsystem wird radikaler Sauerstoff erzeugt, um damit körperfremde und schädliche Zellen zu beseitigen. Diese Immunwirkung ist besonders stark in der ersten Tiefschlafphase, je nach Chronotypus zwischen 22.00 und 1.00 Uhr nachts. In dieser Zeit erzeugen unsere Immunzellen zur Immunabwehr besonders viel radikalen Sauerstoff. Nachdem dieser seine Arbeit getan, also fremde Zellen zerstört hat, benötigen wir ihn nicht mehr, und er sollte so rasch wie möglich unschädlich gemacht werden. Dies passiert durch das Melatonin, das den radikalen Sauerstoff bindet und damit harmlos macht. Ist zu wenig Melatonin vorhanden, so bleibt radikaler Sauerstoff im Gewebe. Die Folgen sind eine Schädigung des Gewebes und eine frühzeitige Alterung. Wenn Sie also lange jung bleiben wollen, sollten Sie dafür sorgen, regelmäßig und früh schlafen zu gehen und damit die Melatoninproduktion im Körper besonders am Abend zu unterstützen!

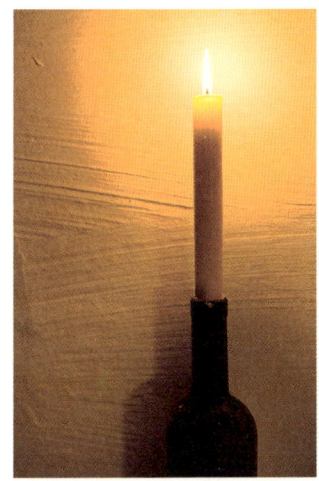

Kerzenlicht ähnelt dem rötlich-gelblichen Licht, das vom Holz der Zirbe reflektiert wird.

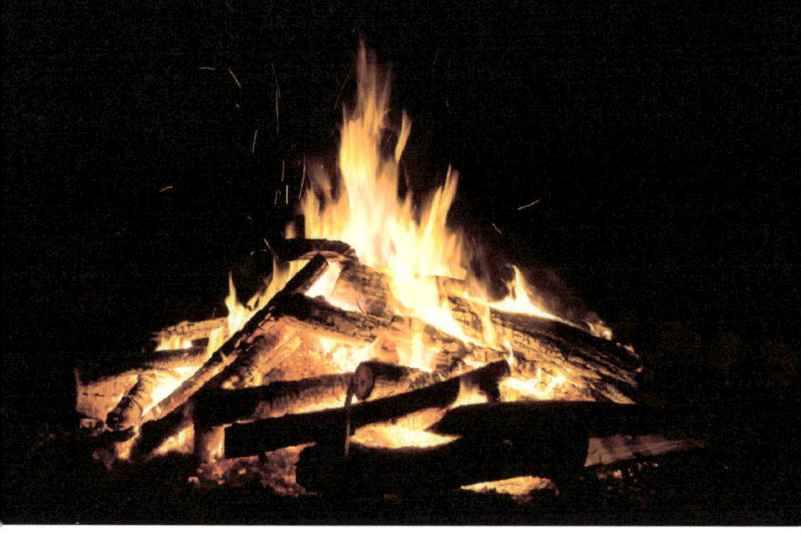

*Das Licht des Lagerfeuers hemmt
die Melatoninproduktion nicht.*

Melatonin und die Qualität
von Licht

In den Studien zu diesem Thema hat sich gezeigt, dass die Qualität des Lichts eine entscheidende Rolle für die Aufrechterhaltung der Melatoninproduktion spielt: Gelbes und rötliches Licht stören die Melatoninproduktion nicht, blaues und grünliches Licht können einen stark hemmenden Einfluss auf die Zirbeldrüse haben, die hauptsächlich für die Melatoninproduktion verantwortlich ist. Erstaunlicherweise hat das Lagerfeuer in dieser Hinsicht eine besonders gute Lichtqualität, es stört die Melatoninproduktion gar nicht. Hängt dies damit zusammen, dass unsere Vorfahren eine Million Jahre lang jeden Abend am Lagerfeuer verbracht und vielleicht sogar am Feuer geschlafen haben? Der Qualität des Lagerfeuers ähnlich ist das Licht der guten alten Glühbirne. Etwas weniger rötlich, aber noch immer akzeptabel ist das Licht von Halogenlampen. Leider haben sowohl Energiesparlampen, Leuchtstoffröhren als auch LEDs ihre Hauptintensität im Blaubereich und stören am Abend und in der Nacht die Melatoninproduktion. Man sollte diese Leuchtmittel daher weder im Schlafzimmer noch in Toiletten oder Badezimmern verwenden, um den Melatoninspiegel in der Nacht hoch zu halten.

Das gelblich-rötliche Licht der Zirbe

Wie schon erwähnt, hat das Zirbenholz eine gelblich-rötliche Farbe ähnlich der Glühbirne und dem Lagerfeuer. Wird es von weißem Licht getroffen, so absorbiert es den Blauanteil des Lichts und nur der gelblich-rötliche Anteil wird zurückgeschickt, sodass in einem Raum mit größeren Zirbenholzflächen ein warmer, rot-gelber Lichteffekt entsteht. Vielleicht ist auch dies für den besseren Schlaf im Zirbenholzbett verantwortlich, da dieser Farbton uns an das vertraute Lagerfeuer erinnert und die Oberfläche des Zirbenholzes allfällig vorhandene Blauanteile des Schlafzimmerlichtes schluckt. Sichtbares Zirbenholz im Schlafzimmer würde dann einen Schutzeffekt für unser körpereigenes Melatonin hervorrufen.

Von Zirbenregionen bis Zirbenhotels

Unsere Forschungsergebnisse haben einen großen Zirben- wie auch Massivholzboom in Europa ausgelöst: Zunächst entstanden in Österreich, dann in Deutschland, in Südtirol und in der Schweiz Zirbenholztischlereien, touristische Zirbenregionen und Zirbenhotels. Insbesondere das Tischlerhandwerk und Firmen, die Vollholzhäuser bauen, haben beachtlich von unseren Studien profitiert. Landesregierungen in Österreich haben inzwischen einen festen Prozentsatz für Holz bei neuen Landesbauten vorgesehen. Wahrscheinlich haben wir sogar mitgeholfen, das traditionelle Tischlerhandwerk in Mitteleuropa zu retten.

Zahlreiche Zirbentischlereien sind als direkte Folge unseres Forschungsprojektes entstanden.

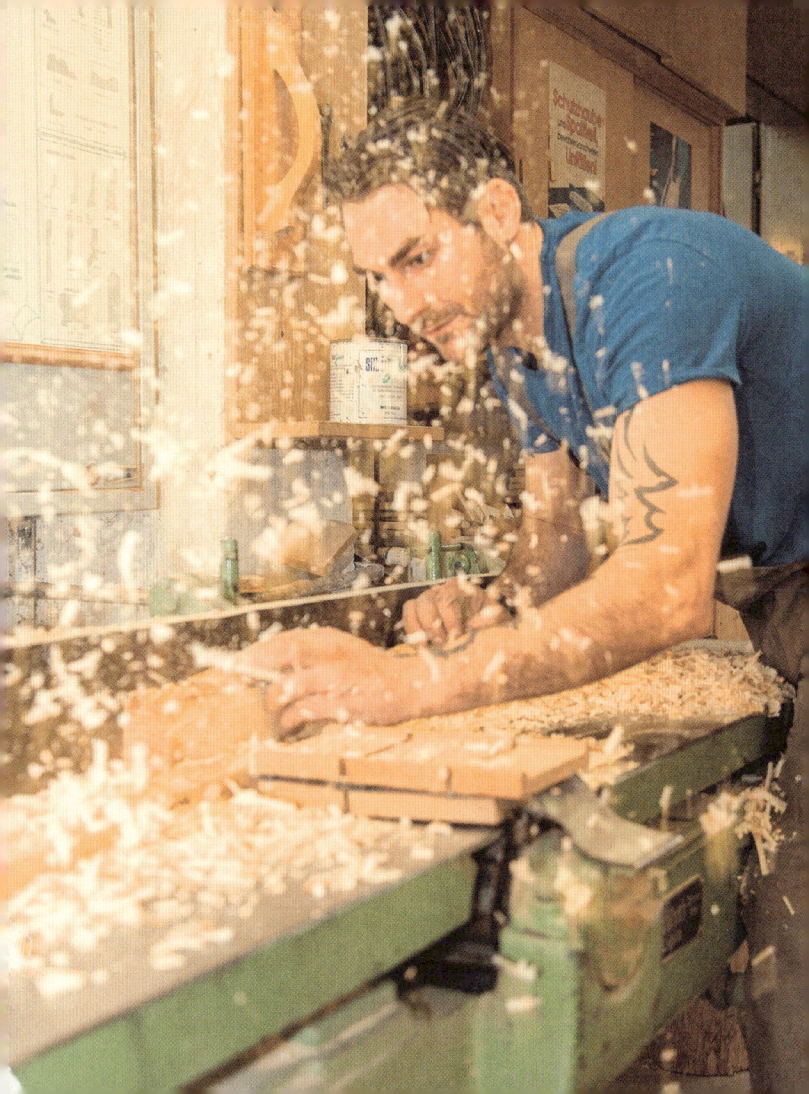

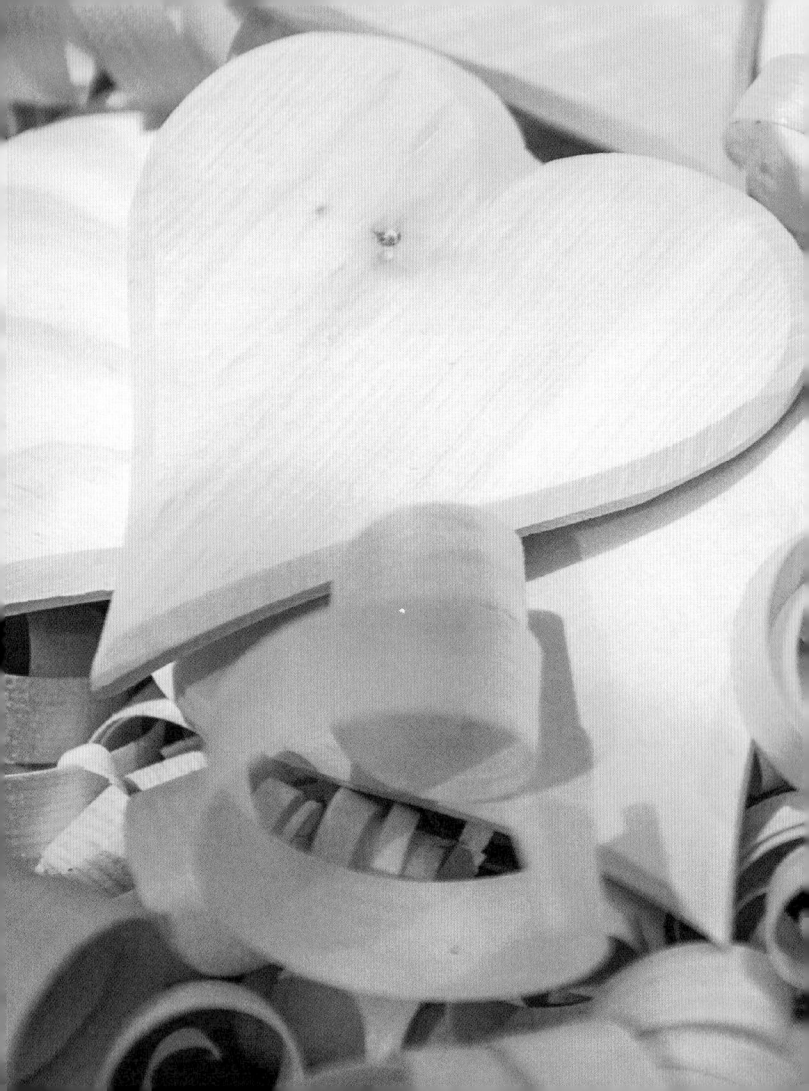

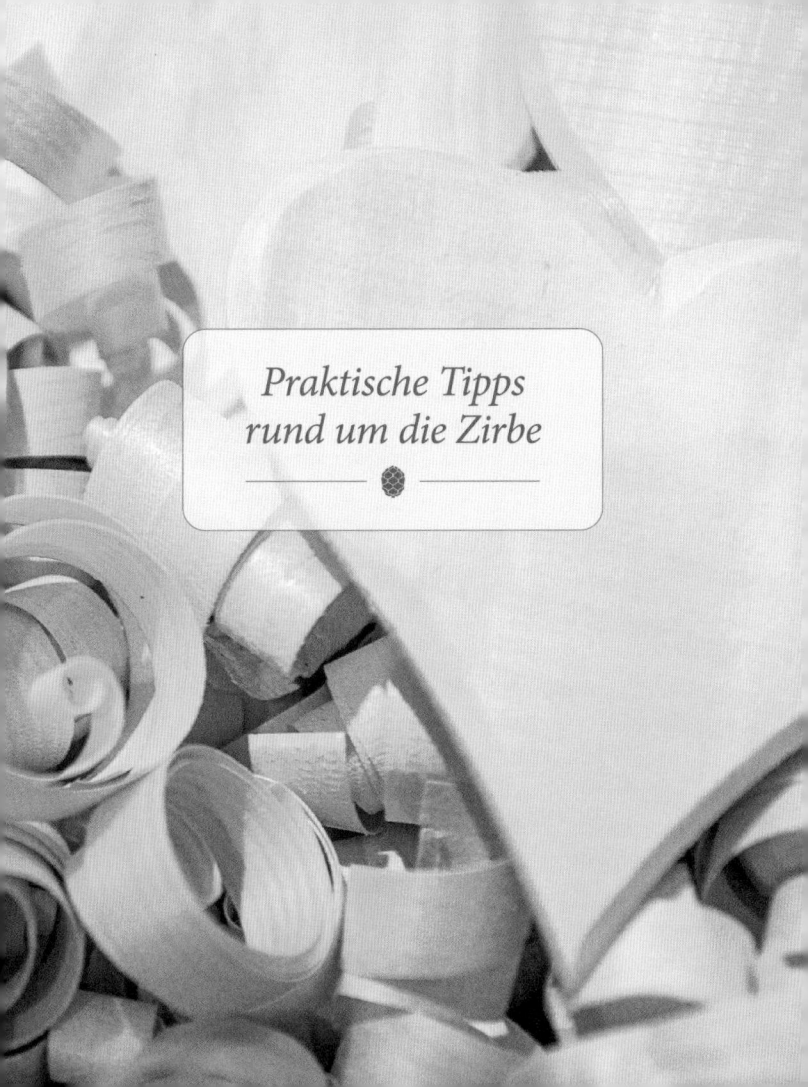

*Praktische Tipps
rund um die Zirbe*

Anleitung
für ein wirklich gutes Zirbenbett

Diese Anleitung zur höchstmöglichen Qualität beruht teils auf wissenschaftlichen Erkenntnissen, teils auf Erfahrungswerten von Tischlern und Handwerkern.

- *Verwenden Sie feinjähriges, nicht zu großästiges Zirbenholz, das zum richtigen Zeitpunkt geschlägert wurde. Das hält Schädlinge fern und sorgt für Riss- und Standfestigkeit.*
- *Das Holz sollte schonend lufttrocknen. Idealerweise dauert dieser Prozess drei bis fünf Jahre. So erhalten Sie den einzigartigen Duft der Zirbe.*
- *Am besten verwenden Sie die Bretter, wie sie im Baum gelegen sind: Die Holzinnenseiten zeigen zum liegenden Menschen, der Fußteil des Baumes kommt beim Bettfußteil zum Einsatz.*
- *Die Hölzer werden nach dem präzisen Schneiden oder Hobeln nicht geschliffen, sondern mit einem Schlichthobel nachbehandelt. Das sorgt für eine schöne, unregelmäßige Oberfläche. Das Holz lebt und ist nicht tot wie bei einer ganz glatten Oberfläche.*
- *Nehmen Sie Naturleim anstelle von Kunststoffleim.*
- *Verwenden Sie keine Metallteile in der Verarbeitung, greifen Sie stattdessen zu Holzverzinkungen, Holzdübeln und Holzscharnieren.*
- *So funktioniert die offenporige Oberflächenbehandlung: Ent-*

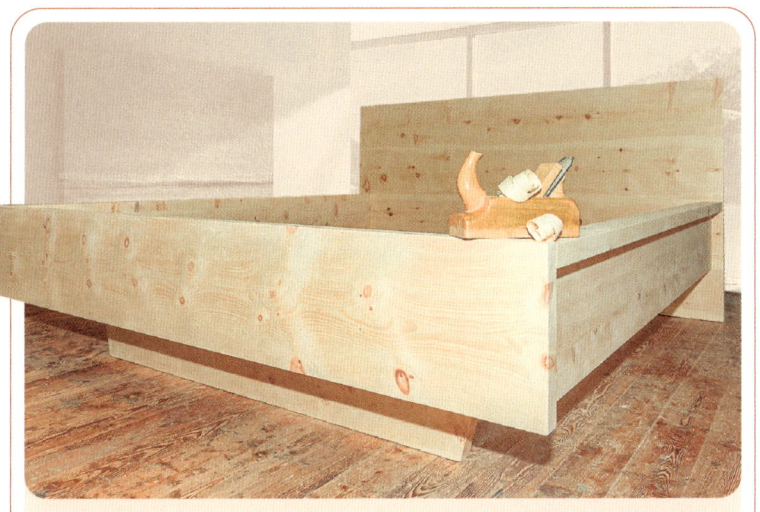

Viele Menschen sind auf der Suche nach einem schönen, dezenten Zirbenholzbett.

weder behandeln Sie die Oberflächen gar nicht oder Sie greifen zu Bienenwachs, Balsamterpentin, Leinöl oder Leinölfirnis. Verwenden Sie aber keinesfalls Lack. Ansonsten verhindern Sie den Durchtritt der ätherischen Öle. Wenn das Möbelstück in die Jahre gekommen ist (nach 20 oder 30 Nutzungsjahren), kann die Oberfläche mit einem Schlichthobel wieder abgezogen und aktiviert werden. Eine lebenslange Nutzung bei sorgfältigem Behandeln ist selbstverständlich.

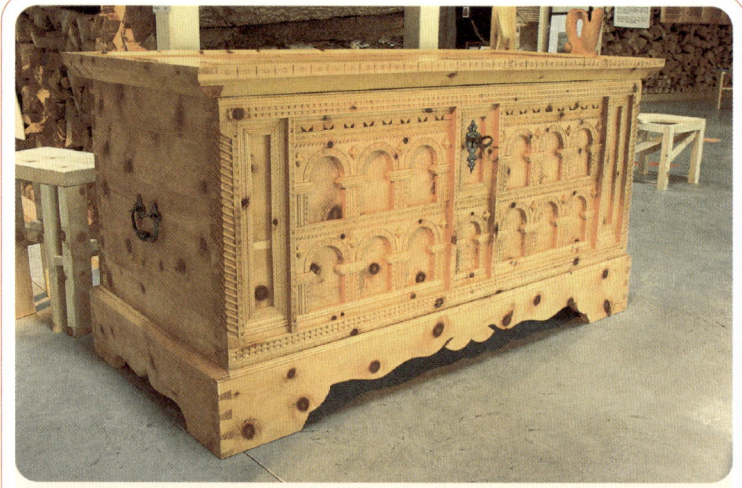

*In Zirbentruhen wurde früher
u.a. die Aussteuer gesammelt.*

Rezept für die offenporige Behandlung von Zirbenholz

ZUTATEN

0,25 l Leinölfirnis · 0,25 l Balsamterpentin (Neustädter Terpentin, kein Terpentinersatz!) · Bienengrundwabe 10x10 cm oder Bienenwachs vom Imker · einige Tropfen ätherisches Lavendelöl

VORBEREITUNG

Leinölfirnis und Balsamterpentin werden zu gleichen Teilen gemischt und in einem emaillierten Metallgefäß vorsichtig am Elektroherd auf ca. 80 Grad erhitzt. Vorsicht: Terpentin ist brennbar! Geben Sie das Bienenwachs hinzu und rühren Sie mit einem Holzlöffel gut um, bis das Bienenwachs sich aufgelöst hat. Anschließend können Sie noch ein paar Tropfen Lavendelöl zugeben. Lavendelöl schreckt Motten ab. Das fertige, rohe Holzwerkstück (Bett, Vertäfelung, Kasten etc.) wird gründlich entstaubt und auf eine Unterlage gestellt, die schmutzig werden darf (Zeitungspapier oder Karton).

SO FUNKTIONIERT DIE HOLZBEHANDLUNG

Streichen Sie die noch warme Mischung zügig mit einem Pinsel auf das Holzwerkstück, bis alles bedeckt ist. Reiben Sie das Möbelstück nach 10 Minuten mit einem alten Tuch aus Leinen oder Baumwolle (nicht aus Kunststoff, da dieser sich entzünden kann) gut ein und wischen Sie es ab. Alles sollte nun seidig glänzen. Es dürfen keine Flecken oder nassen Stellen bleiben, auch nicht in den Kanten und Ecken. Das mit Leinöl nasse Tuch wird entweder mit Wasser befeuchtet (Brandschutz) und in den Restmüll geworfen oder zum späteren Verbrennen in den Brennraum des Holzofens gegeben. Das Holz hat ein bis zwei Tage später eine wunderbare, seidig glänzende und wohlriechende Oberfläche.

Flüssige Zirbenseife

Die Verseifung von Ölen zur Seifengewinnung setzt ätzende Laugen voraus und daher die Nutzung von Gummihandschuhen, Plastikschürze und Schutzbrille. Auf all das verzichten wir hier und greifen auf eine fertige, hochwertige Seifenbasis zurück, z.B. Handseife Neutral (unparfümiert) von Sonett, die Sie in Flaschen zu 300 ml oder als Nachfüllflasche zu 1 l in Bioläden und Reformhäusern erhalten. Sie enthalten als Basis Seifen aus Oliven- und Kokosöl, jeweils aus biologischem Anbau.

ZUTATEN

(aus Bioladen oder Reformhaus)
300 ml neutrale Handseife (z.B. von Sonett)
10 ml Zedernnussöl nach Anastasia (wird aus sibirischen
Zirbennüssen gewonnen) · 30 Tropfen ätherisches Zirbenöl

ZUBEREITUNG

Das Zedernnussöl sowie das ätherische Zirbenöl zu 300 ml neutraler Handseife hinzufügen. · Gut schütteln, fertig!

Dem Zedernnussöl (eig. sibirisches Zirbennussöl) wird eine besonders hautpflegende Wirkung zugeschrieben. Schon in der russischen Volksmedizin wurde es zur Heilung von Wunden und bei rauer Haut verwendet. Das ätherische Zirbenöl wirkt anregend auf die Hautdurchblutung und riecht angenehm frisch.

Zirbenshampoo

ZUTATEN

(aus Bioladen oder Reformhaus)
100 ml Sanoll Shampoo- & Duschbad-Basis (oder ähnliche Shampoo-Basis) · 2 ml Zedernnussöl nach Anastasia (aus sibirischen Zirbennüssen) · 10 Tropfen ätherisches Zirbenöl

ZUBEREITUNG

Das Zedernnussöl sowie das ätherische Zirbenöl zu 100 ml Sanoll Shampoo- & Duschbad-Basis hinzufügen. · Gut schütteln, fertig!

Im frisch riechenden Shampoo wird das Zedernnussöl aufgrund seiner rückfettenden Wirkung zur Pflege der Haare und der Kopfhaut eingesetzt. Das ätherische Zirbenöl wirkt mild desinfizierend und anregend auf die Durchblutung der Kopfhaut.

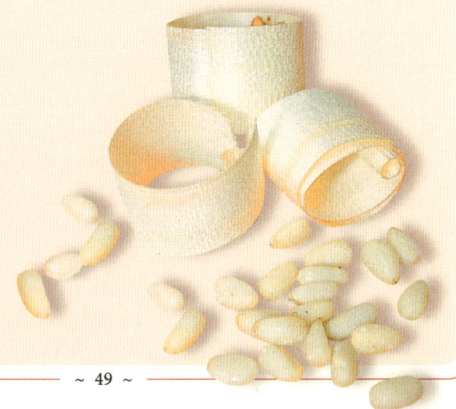

Die Zirbe
im eigenen Garten

Auch in Ihrem Garten können Sie an einem sonnigen, aber nicht zu trockenen Platz eine Zirbe setzen, die gute Baumschulen anbieten. Pflanzen Sie im Herbst oder im Frühjahr eine dunkelgrüne, normale Zirbe mit langen Nadeln, am besten mit Wurzelballen, um die wertvollen Begleitpilze mit zu übersiedeln.

Vermeiden Sie eine Zierart mit Zwergwuchs oder besonderer Farbe, die in der Regel weniger Duft ausströmt. Ihr Gärtner oder Ihre Baumschule helfen Ihnen sicher gerne dabei, die richtige wilde Art, *Pinus cembra,* zu finden.

Ein Zirbenzweig in der Sauna

Ein frischer Zirbenzweig kann in der Sauna einen wunderbaren Aufgussduft zaubern. Brandsicher aufgehängt riecht der Zweig noch besser und süßer als destilliertes Zirbenöl. Wenn Sie den Zweig vom Baum abbrechen, achten Sie bitte darauf, Zweige auszuwählen, die ohnehin nicht in das Erscheinungsbild des Baumes passen bzw. am unteren Ende des Baumes sind. Brechen Sie keinesfalls einen Gipfelzweig ab, das könnte das ganze Bäumchen ruinieren.

Rohe Zirben-Genüsse

Wenn Sie ein neues Lebensmittel kennenlernen wollen, empfiehlt es sich, zunächst einmal Kontakt mit Geschmack und Geruch der neuen Speise im Rohzustand aufzunehmen. Im Falle der Zirbe können Sie dies am besten im Frühjahr, im Sommer und im Herbst machen: Im Frühjahr treiben die schmackhaften Zirbenwipferl und die Blütenknospen aus. Sie können die Blütenknospen und Nadeln direkt vom Baum essen, z.B. bei einem Almspaziergang in einem Zirbengebiet der Alpen. Die frischen Nadeln schmecken sauer-herb-würzig: Das Saure kommt vom enthaltenen Vitamin C, die Würze vom ätherischen Öl, das auch den herrlichen Duft der Zirbe ausmacht.

Im Herbst schließlich reifen die Zapfen der Zirbe und bringen die wunderbaren Zirbennüsse hervor. Etwas kleiner, aber vom Aussehen den Pignoli der Pinien sehr ähnlich, schmecken sie etwas würziger als diese. Jede Nuss ist in einer eigenen Schale verpackt und behält dadurch etwa ein Jahr ihren guten Geschmack, wenn sie reif geerntet und trocken und kühl gelagert wird. Zirbennüsse sind eine Delikatesse, wenn sie frisch geerntet aus der Schale gelöst gegessen werden. Die Zähne helfen beim Öffnen der Nuss, wenn man im Gebirge ist. Die gelblich-weiße Nuss ist voll mit Nährstoffen und physiologisch wertvollen Ölen. Ihre sibirischen Verwandten werden zur Ölerzeugung gepresst und für medizinische Zwecke bei Neurodermitis, bei Magenerkrankungen und in zahlreichen weiteren Anwendungen eingesetzt. Diese sibirischen Zirbennüsse können Sie auch billiger als Pignoli im Bioladen als „Zedernnüsse" kaufen. „Zedernnüsse" deshalb, weil die Zirbe russisch „Kedra" heißt, was mit Zeder übersetzt wird. Mit ihnen können Sie auch, fern der Alpen, die hier angegebenen Rezepte umsetzen.

Im Winter ist die Zirbe im Ruhezustand und die wertvollen Stoffe haben sich in den Stamm und die Wurzel zurückgezogen. Falls Sie jemals in dieser Jahreszeit im Gebirge in eine lebensgefährliche Situation kommen sollten: Noch immer enthalten die Nadeln viel Vitamin C und sind im Notfall als Quelle dafür verfügbar. Sie schmecken jetzt zwar schon ziemlich zäh, aber mit einigem Kauen können Sie mit den Nadeln in Notsituationen Ihren Vitamin-C-Spiegel und damit Ihre Erkältungsresistenz hochhalten.

Zirbennüsse pur

Nach einem Sturm oder stärkerem Wind im September/Oktober findet man in Zirbengebieten auch frische und reife Zapfen, die abgefallen sind. Manche sind vom Tannenhäher angepickt, enthalten aber trotzdem noch viele Nüsse. Diese Zapfen kann man ins leicht erhitzte Backrohr geben und für einige Minuten trocknen lassen. Man wird mit herrlichem Duft belohnt und kann die Nüsse nun leicht herausschütteln. Sie sind noch von der Schale umgeben, die sich (vorsichtig) mit einem Nussknacker öffnen lässt und – voilà – die weißen Nüsse kommen zum Vorschein und schmecken besser als alle ausgelöst gekauften Nüsse.

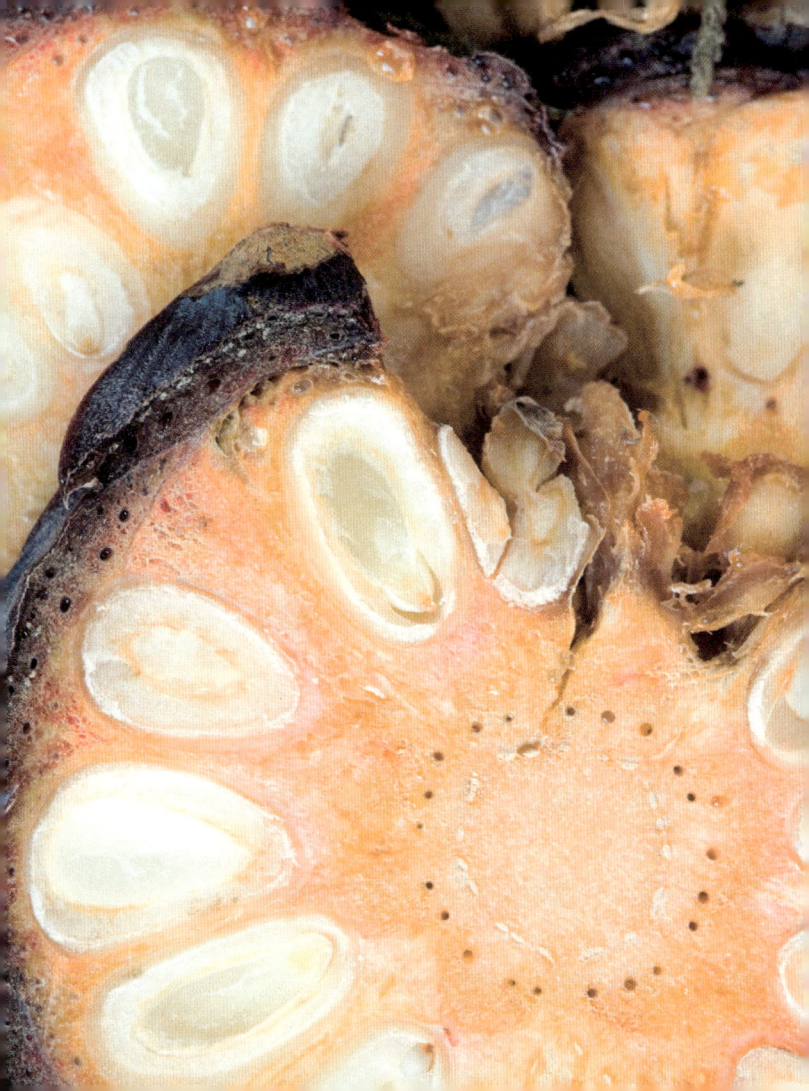

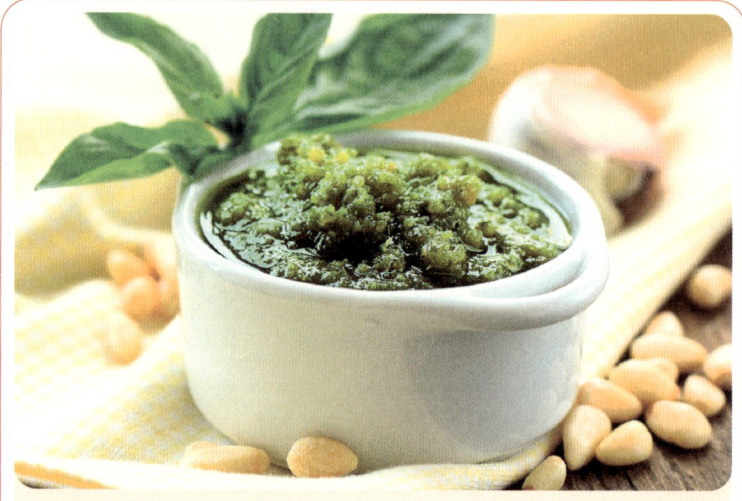

Gesund und gut:
das Zirben-Basilikum-Pesto

Zirben-Basilikum-Pesto

Spaghetti mit Zirben-Basilikum-Pesto sind mein Lieblingsgericht mit Nudeln. Es kommt auch bei Kindern hervorragend an. Wenn ein wenig vom Pesto übrig bleibt (was leider fast nie der Fall ist), schmeckt es auch ganz vorzüglich auf einem Butterbrot.

ZUTATEN

(aus biologischem Anbau, für vier Personen)
3 Töpfchen frisches Basilikum · 5 EL bestes Olivenöl oder, noch
besser, frisches Leinöl · 50 g Zirbennüsse (als „Zedernnüsse" im
Bio-Laden erhältlich) · 2–4 Knoblauchzehen · 75 g Bergkäse ·
grobes Salz nach Geschmack · 500 g Spaghetti ·
frisch geriebenen Parmesan nach Geschmack

ZUBEREITUNG

Basilikumblätter von den Töpfchen abernten und in ein Mixgefäß ge-
ben. (Die Töpfchen können danach wieder ins Freie oder ans Fenster
gestellt werden. Das Basilikum wächst bei warmer Temperatur, regel-
mäßig gegossen, in wenigen Wochen nach.) · Oliven- bzw. Leinöl hinzu-
geben. Zirbennüsse, Knoblauchzehen und grobes Salz zufügen. Mit ei-
nem kräftigen Stabmixer pürieren. · Dann erst den gewürfelten
Bergkäse zufügen und nochmals durchmixen. Nach Bedarf mit Salz
und Öl abschmecken. · Die Spaghetti im heißen Wasser 8–11 Minuten
mit etwas Salz und Olivenöl in einem großen Topf kochen, Nudeln ab-
gießen, mit dem Pesto vermengen und „al dente" servieren.

Der begnadete Koch Roland Trettl hat mir für besondere Fein-
schmecker einen Geheimtipp mitgegeben: Der Mixstab (ohne Mo-
tor) sowie das Mixgefäß können zur Erhaltung des Aromas im
Kühlschrank vorgekühlt werden. Das Pesto verliert stark an Geschmack, wenn es auf den Spaghetti über 70° erwärmt wird. Mit
frischem Leinöl zubereitet ist dieses Gericht der Gesundheitsham-
mer voller wichtiger Omega-3-Fettsäuren schlechthin.

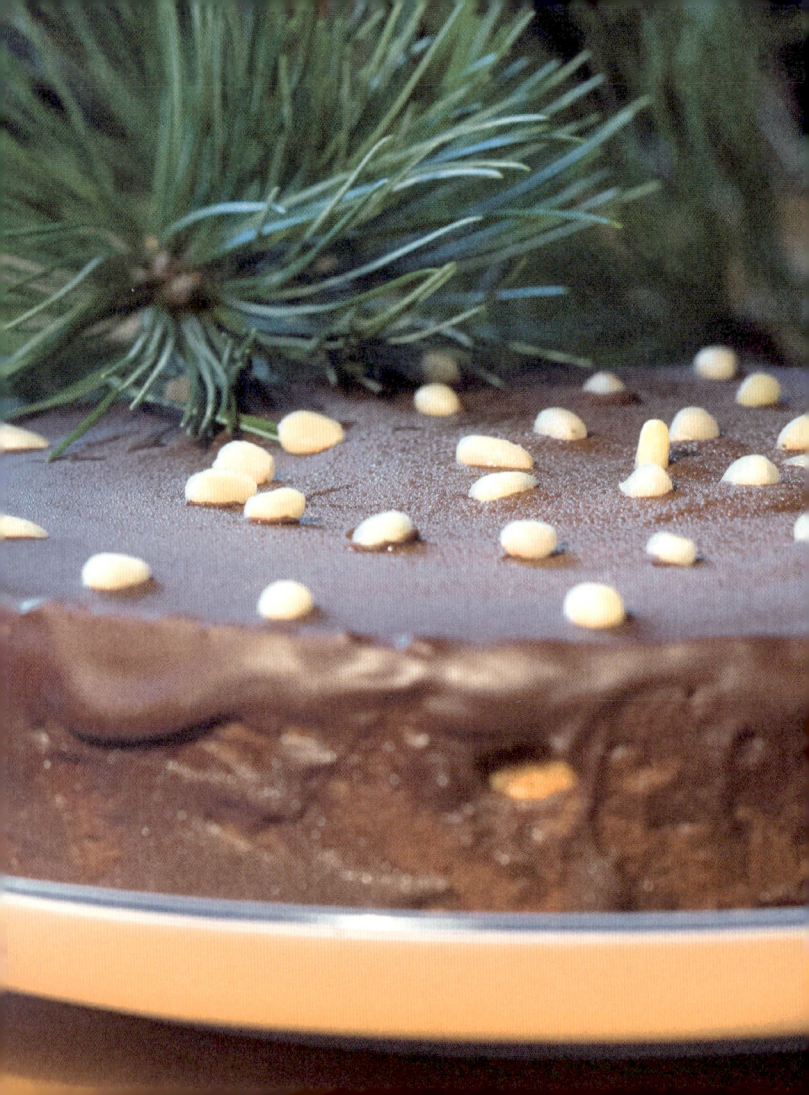

Zirben-Karotten-Kuchen

(nach Ilona Semler)

ZUTATEN

(aus biologischem Anbau)

5 Eier · 4 EL heißes Wasser · 200 g Vollrohrzucker · 1 Pkg. Vanillezucker · 300 g geriebene Karotten · 150 g geriebene Zirbennüsse
(aus Wildsammlung) · 100 g geriebene Mandeln · ½ TL Backpulver · etwas Zimt · 1 EL Rum · Zitronensaft von 1 Zitrone
80 g Semmelbrösel · Butter zum Ausfetten der Backform

ZUBEREITUNG

Das Eiklar steif schlagen und in den Kühlschrank stellen. · Die
Dotter mit 4 EL heißem Wasser schaumig schlagen. Vollrohrzucker und Vanillezucker hinzufügen und weiterschlagen. Dann die
geriebenen Karotten, Zirbennüsse, Mandeln, Backpulver, Zimt,
Rum und den Zitronensaft zur Masse geben. · Am Schluss das Eiklar unterheben. · Die Backform mit Butter ausfetten und mit
Semmelbrösel bestreuen. · Den Kuchen ca. 1 Stunde bei 160° Um-
luft backen. Damit der Kuchen nicht zu dunkel wird, eventuell
nach einer ½ Stunde ein Papier auf den Kuchen legen.

Für eine Torte: Dunkle Bio-Kuvertüre im Wasserbad schmelzen
und auf die Torte geben. Mit Zirbennüssen und (wenn vorhanden) Zirbennadeln verzieren. Fertig!

Zirbenzapfen-Likör
oder Zirbenzapfen-Schnaps

(Kärntner Rezept)

Im Sommer finden Sie im Gebirge nach einem Sturm junge Zirbenzapfen auf dem Boden. Nehmen Sie nur frische, von allein bzw. durch den Wind abgefallene Zapfen oder kaufen Sie diese beim Waldbauern oder auf Bauernmärkten. Selbstpflücken vom Baum ist verboten und könnte den Baum schädigen. Die jungen, unreifen Zirbenzapfen eignen sich für Zirbenlikör und Zirbenschnaps. Mit einem scharfen Messer werden die Zapfen in dünne Scheiben geschnitten. Sie sind innen wunderbar rot-violett. Diese Farbe wird im Alkohol gelöst und gibt dem Zirbenschnaps seine eigentümliche Farbe. Das herausgelöste Harz gibt, ähnlich wie beim griechischen Retsina, den Geschmack.

ZUTATEN
(aus biologischem Anbau für 1 Liter Likör)
*4–7 unreife, violett-rote Zirbenzapfen von der Juni-/Juliernte
(erhältlich auf Bauernmärkten und bei Bauern in Zirbengebieten im Juni/Juli bis Mitte August) · 50–70 g Rohrzucker, Kandis oder Honig (kann auch weggelassen werden, wenn man es herb mag) · 1 l hochwertiger Obst- oder Kornschnaps, ca. 40 %
1 kleines Zweigerl vom Zirbenbaum (falls vorhanden)*

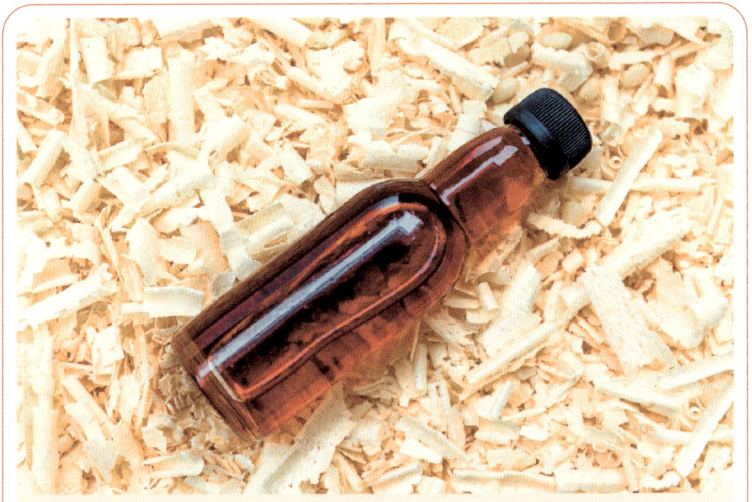

*Granatrot leuchtet der wohl-
schmeckende Zirbenzapfenlikör.*

ZUBEREITUNG

*Die Zapfen auf einem großen Schneidbrett mit scharfem Messer
quer in ca. 3–5 mm dicke Scheiben schneiden. Die Zapfen sollten innen noch eine rötliche Maserung aufweisen. · In ein weites,
verschraubbares, sauberes Glas abwechselnd eine Schicht Zapfenscheiben und etwas Zucker geben (für Zirbenschnaps den
Zucker weglassen). Wenn alle Zapfenscheiben im Glas sind, mit
dem Schnaps auffüllen. Das kleine Zweigerl vom Zirbenbaum
gibt noch mehr Aroma. · Das gefüllte Glas verschrauben und für*

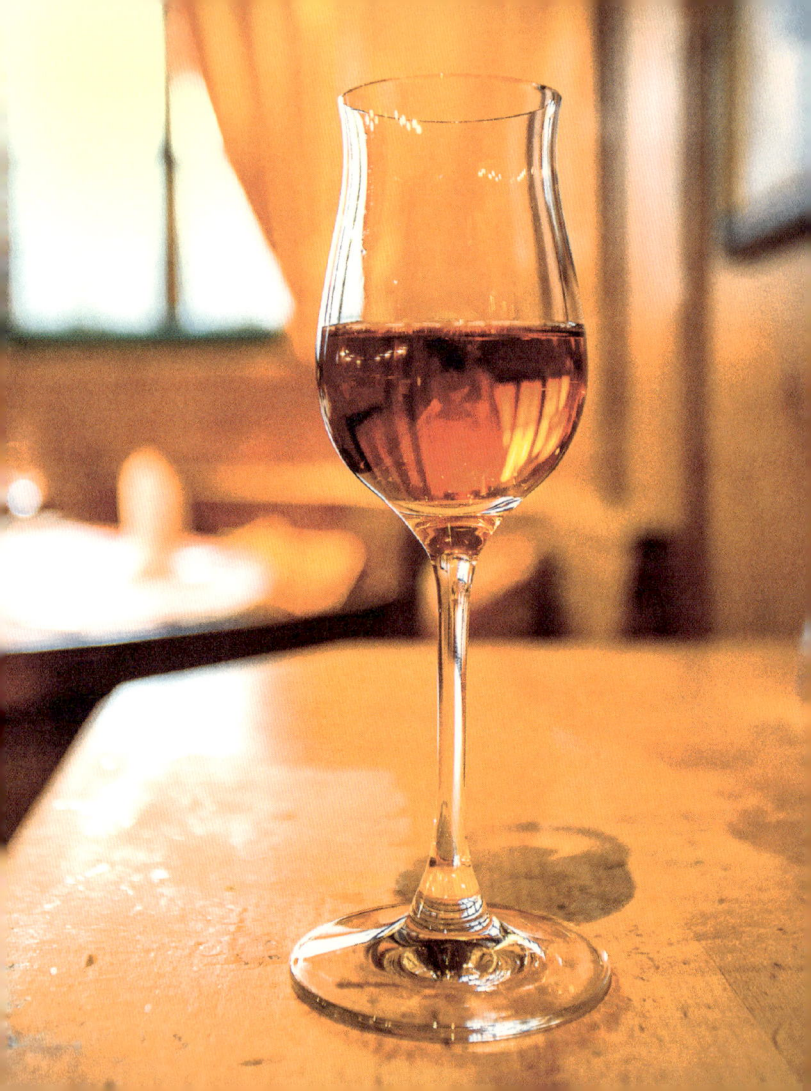

5–6 Wochen ins Fenster an die Sonne stellen. Das Glas, wenn möglich, täglich schütteln. · Danach den wunderbar roten Likör oder Schnaps in schöne Schnapsflaschen abfüllen. Die Trübstoffe können bei Bedarf durch Filtrieren durch ein sauberes Leintuch abgetrennt werden. Nun sollte der edle Tropfen noch einige Wochen im Keller nachreifen.

Der Zirbenzapfen-Likör schmeckt eigentümlich aromatisch nach Wald und harzig, Schnaps ist herber und nicht süß. Im Lungau sagt man dem Zirbenschnaps besondere Heilwirkung bei Asthma nach. Er kann auch durch Brennen der Zapfenscheiben gemeinsam mit dem Schnaps als Zirbengeist gewonnen werden. Auch bei Erkältungen wurde der Schnaps als Teezusatz angewendet. Die gelösten ätherischen Öle könnten tatsächlich die Atemwege freier machen und bei Husten schleimlösend wirken. Ihre antibakterielle Wirkung ist jedenfalls nachgewiesen. Auch als Einreibung gegen Rheumatismus und Gelenksbeschwerden wird der Schnaps volksmedizinisch verwendet. Hier hilft wohl auch die durchblutungsfördernde Wirkung.

*„Halte Maß" haben schon
die Griechen über ihre
Tempelpforte geschrieben.*

Zirbennuss-Likör

(ein außergewöhnliches Rezept
vom Sirnitzer Zirbenförster Reinhard Dörfler)

ZUTATEN

(aus biologischem Anbau, für 1 Liter Likör)
150 g sibirische Zirbennüsse (als „Zedernnüsse" im Bio-Laden
erhältlich) · oder 200 g reife alpine Zirbennüsse mit Schale (im
Herbst in Zirbengebieten erhältlich) · 1 gehäufter EL Kandiszuc-
ker oder Waldhonig · 700 ml hochwertiger Kornschnaps oder
Hirschbirnenschnaps

ZUBEREITUNG

Die reifen Nüsse mit Schale aus den Zapfen auslösen und in einem
Dörrgerät oder am Heizkörper trocknen. Eventuell ganz vorsichtig
etwas anrösten. Nun die Nüsse im Leinensack mit einem Holzham-
mer oder in einer Getreidemühle, die auf ganz grob gestellt wird,
zerschlagen. · Die Nüsse in ein verschraubbares, sauberes Glas ein-
füllen und den Schnaps hinzugeben. Das gefüllte Glas verschrau-
ben, für 3 Wochen auf eine Fensterbank an die Sonne stellen und
täglich schütteln. · Kandiszucker oder Waldhonig zufügen. Danach
die goldgelbe Flüssigkeit durch einen Filter (Leinen oder Kaffeefil-
ter) in schöne Schnapsflaschen abfüllen. · Der Zirbenlikör schmeckt
nussig und, wenn er mit Schale gemacht wurde, leicht nach Zir-
benharz. Die goldgelbe Farbe entsteht durch die Schalen.

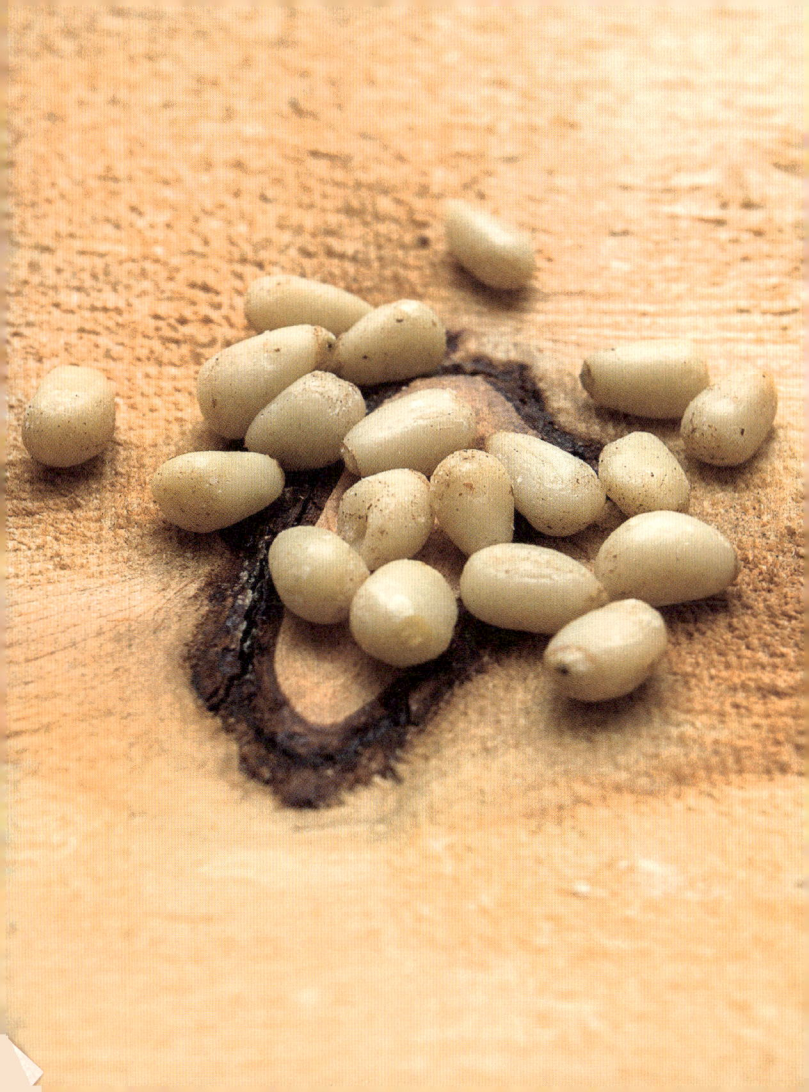

Über den Autor

Univ.-Prof. Dr. Maximilian Moser wurde 1956 in Klagenfurt geboren. Er studierte an der Universität Graz Biologie und Medizin. Moser wirkte federführend bei Studien mit, in denen die positive Wirkung des Zirbenholzes auf unseren Körper erstmals wissenschaftlich bestätigt wurde. Der fünffache Vater ist Professor an der Medizinischen Universität Graz und leitet das Human Research Institut für Gesundheitstechnologie und Präventionsforschung (www.humanresearch.at). Gemeinsam mit Erwin Thoma verfasste er den Bestseller *Die sanfte Medizin der Bäume* (Servus Verlag).

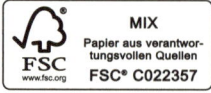
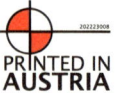

3. Auflage 2023 © 2018 Servus bei Benevento Publishing, eine Marke der Red Bull Media House GmbH, Wals bei Salzburg · Alle Rechte vorbehalten, insbesondere das des öffentlichen Vortrags, der Übertragung durch Rundfunk und Fernsehen sowie der Übersetzung, auch einzelner Teile. Kein Teil des Werkes darf in irgendeiner Form (durch Fotografie, Mikrofilm oder andere Verfahren) ohne schriftliche Genehmigung des Verlages reproduziert oder unter Verwendung elektronischer Systeme verarbeitet, vervielfältigt oder verbreitet werden. Titelsatz aus einer Kalligrafie von Karl Starzer, Satz aus der Minion Pro. · Medieninhaber, Verleger und Herausgeber: Red Bull Media House GmbH · Oberst-Lepperdinger-Straße 11–15 · 5071 Wals bei Salzburg, Österreich · Art Direction: Peter Feierabend. Gestaltung und Satz: Conny Laue. · Bilder: Cover: mauritius images/Alamy · Innenteil: S. 2, 20: mauritius images/United Archives, S. 6: Franz Pritz/PictureDesk.com, S. 9: GAP Photos/J S Sira, S. 10: mauritius images/imageBROKER/Rolf Nussbaumer, S. 13, 24, 53: mauritius images/imageBROKER/Reinhard Hölzl, S. 14, 33: mauritius images/imageBROKER/Iris Kürschner, S. 17, 19, 46, 56/57: Max Moser, S. 23, 34, 41, 42/43, 45, 49, 59, 60, 63: Gerald Scheinecker, S. 27, 30: mauritius images/Alamy, S. 29: mauritius images/Orédia, S. 37: Magdalena Lepka, S. 38: Markus Kaemmerer/123RF.com, S. 54: dream79/fotolia.com, Vorsatzpapier: mauritius images/imageBROKER/Michael Nitzschke.

Printed in Austria
ISBN 978-3-7104-0178-7

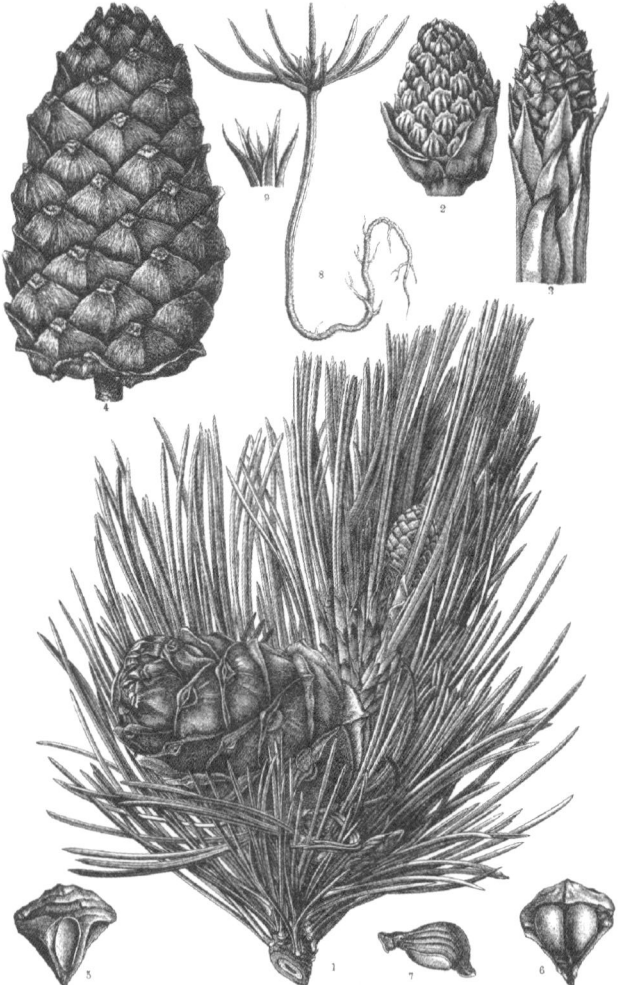

Fig. 1. Zweijähriger Trieb der Arve (Pinus Cembra *L.*) mit Zapfen und einem weiblichen Blütenzäpfchen. —
2. Männlicher, 3. weiblicher Blütenstand. — 4. Reifer Zapfen. — 5. Zapfenschuppe, Außenseite. — 6. Innenseite
mit den 2 Samen. — 7. Seitenansicht. — 8. Keimpflanze. — 9. Stammknospe derselben.